共依存

苦しいけれど、離れられない　新装版

信田さよ子

朝日文庫

本書は二〇一二年五月、小社より刊行された文庫の新装版です。

共依存

苦しいけれど、離れられない

新装版 ● 目次

はじめに……11

第一章　アダルト・チルドレンと共依存……17
酔っ払った父親―家族の光景―　夫（父）の物語　妻（母）が語る物語　子ども（ヤスヨ）の物語　1980年、原産国アメリカ　日本における独自の発展　アダルト・チルドレンは甘えている？　そして共依存

第二章　共依存とケア……41
緊急電話　ケアが回復を阻害する　ふりまわし　ケアすることを強制されてきた女性たち　忍耐の限界から援助希求へ　ケアの与え手における支配の快楽　共依存と呼ばれることで解放されたもの

第三章　ケアする男たち……65
グループカウンセリングでの出会い　女性アルコール依存症者の夫

韓国映画に見るケアする男たち　ケアタイプの夫　ディスパワー
男の共依存

第四章　『風味絶佳』は「風味絶佳」だ……88
「かわいい」と「かわいそう」　花　加代　加代と花　何が「溜っていた」のか？　ふたつの支配　共依存とＤＶ

第五章　「冬のソナタ」は純愛ドラマか？……107
無国籍・非歴史的ドラマ　人気場面のシナリオ　「幸せにします」競争　「あなたのため」というパターナリズム　「共依存」とパターナリズム　冬ソナファンと共依存

第六章　母の愛は息子を救えるか？……130
共依存のグループカウンセリング（ＫＧ）　逃げる父親　殴られる母とそれを見る子ども　日本「脱出」を目指して　母の呪縛　息子の挫折により救済される母　主語の復活　サバイバルとしての共依存

第七章　かけがえのなさという幻想……145

「男はつらいよ」　寅次郎の青春　「嫌われ松子の一生」　「ジョゼと虎と魚たち」　かけがえのなさの逆転　どうしようもない男を選ぶ理由　かけがえのない存在　かけがえのなさは重い　非対称的関係とかけがえのなさと共依存

第八章　暴力と共依存……161
DV（ドメスティック・バイオレンス）　別れることなどできない　娘の暴力　Cさんとのカウンセリング　家族を維持し続けるために

第九章　偽装された関係……175
母をめぐる言説　「ママ」と呼ばれた娘　偽装された関係　黄色いインコ　共依存という言葉をめぐって　近代家族の負の遺産

注と参考文献……189

あとがき……198
文庫版のためのあとがき……202
新装版のためのあとがき……205
解説　熊谷晋一郎……208
新装版解説　田房永子……215

共依存

苦しいけれど、離れられない

新装版

はじめに

盆暮れのテレビニュースの定番は、帰省ラッシュの高速道路と空港、新幹線ホームでのインタビューだ。まだ言葉もおぼつかない幼児が父親に抱っこされ「おじいちゃんと凧《たこ》あげするの」と語る。地方の空港出口では、祖父母らしきふたりが孫の到着を今か今かと待ちかまえている姿が映し出される。まるで民族大移動のような光景だが、それは日本に暮らすひとのほんの一部に過ぎないことを私たちはなかなか想像できない。子どものいない夫婦、帰省すべき実家との関係が途絶《とだ》えているひと、そもそも実家にはもう10年以上帰っていないというひと、親が亡くなっており同胞との関係も途絶えているひとなどは、テレビの光景からは除外されてしまうだろう。

家族の年中行事を伝える定型的報道は、立ち戻り拠《よ》り所となる家族が今この画面の中に存在しており、崩壊などしていないことを確認させ、多くのひとたちを安心させてくれるだろう。新幹線ホームがお土産をいっぱい手に提げたひとたちで埋め尽くされる光景は、そこから除外される家族をもたないひとにとってもひとつの範型となっているのだ。

近年、日本だけでなく先進国全体を大きな経済的危機が襲っており、多くの男性たちは解雇や低賃金にあえぎ、中高年男性の自殺者は増え続けている。派遣社員やパート労働者は、これまでもずっと多くの女性によって占められていたのだから、男が女並みになっただけなのかもしれない。

不況を象徴するように、２００８年には東京の日比谷公園に「年越し派遣村」が誕生した。年を越せない失業したひとたちが、ボランティアの炊き出しを食べて飢えをしのいだ。テレビでそのニュースを見たひとは、彼らにはあの帰省ラッシュの報道に登場するような戻るべき家族はないのかと疑念を抱いたのではないだろうか。自動車工場で派遣切りに遭《あ》った30代の男性はテレビのインタビューに答えて、九州の実家に戻ったとしても迷惑をかけるだけだから東京でホームレスになると語っていた。血縁の誰かが困れば、親戚は無理をしてでもお金を出し合ってめんどうを見るという家族・親族の相互扶助行為は、彼の場合ほぼ途絶えていることをテレビ画面は伝えていた。おそらく金銭や食糧が不足しているからではないだろう。戻ったとしても、１週間くらい食べるに困らない食糧はあるだろう。むしろ、家族や親族を頼ることのできる関係性が崩壊しているととらえたほうがいいかもしれない。困ったときに頼りになる存在として家族が機能していないということは、裏返せば、家族がそのひとを抱え込まなくなっているということだ。細胞分裂するように、時がくれば成員を放出せざるを得ない家族が増えているのだろうか。こう述べてくると、家族が成員を抱え込むことは家族愛の発露《はつろ》だと思われるかもしれない。しかし社会のセーフティーネット機能が家族に丸投げされることで、福祉・雇用政策の不備が糊塗《こと》されてきたことに多くの人が気づき始めているのも事実だろう。

私は長年、カウンセラーとして、問題を起こす人を抱え込むことで、さらに事態が悪化していくという多くの事例に直面してきた。40代の引きこもりの息子を抱え込んでいる母、ギャンブル依存の夫を抱え込みお金を補塡《ほてん》し続ける妻……などである。いっぽうで、抱え込まれることで窒息しそうになり、生きることすら困難になる娘や息子もいる。抱え込むことは愛であったはずなのに、なぜ悪化するのだろう。なぜ生きることすらできなくなるのだろう。これらの問いに対して、本書では「共依存」という言葉を手がかりに答えを探していこうと思う。

私の個人的な経験だが、講演に行くと聴衆からしばしば質問を受ける。「よくストレスが溜まりませんね、どのようにしてストレスを発散していらっしゃるんでしょうか」「信田さんの気分転換はどのようになさっているのですか」

それに対していつもこう答えることにしている。「申し訳ありませんが、私、カウンセリングで疲れることはあってもストレスが溜まることはないんです」と。別に強がっているわけでもないし、見栄を張っているわけでもない。これは正直な答えなのである。

そもそも人生の暗部や家族の裏側の話を聞くことにストレスを感じるひとは、こんなハードな職業に就くべきではないだろう。むしろクライエントの話を聞くと、脳内麻薬（エンドルフィン）が放出されるようなひとこそふさわしいと思う。私は明らかにそのタイプの人間である。この上なく悲惨で奇怪な話を聞くことで、人間の不可思議さに触れ、私の頭の中を秩序立てていたパラダイムが音を立てて崩れ落ちる瞬間の解放感を味わう。これを抜きにカウンセラーを続けることなどできないだろう。それはどこか文学を読みふけることで得られる満足感と似ている。実際には行くことのできない未踏の地に足を踏み入れ、想像だにできない行為が繰り広げられていることを知る。なぜ？という問いは解かれることなく深まるばかりであるが、その深みを知るほどに人間世界の底知れぬ営為《えいい》の一端に触れられるのも事実である。

私をこの仕事に惹きつけ続けてきたものは、一言で表せば「謎」である。カウンセリングにやってきたクライエントが語る経験は、名状しがたく戸惑いだけが残るほど凄惨《せいさん》だったりする。しかし、それはすべてではなくごく一部なのだ。カウンセリングの場であっても語りえず、残り続ける何かが必ずある。いっぽうカウンセラーである私も、それをどのように表現していいかわからず、言葉が見つからないことはしばしばある。私が言葉を見つけられないことと、クライエントが語りえないことは似ている。言葉は秩序をつくり出し、秩序を補完する。言葉が見つからず語りえないとき、そこではあらゆる機序《きじょ》が不明瞭となり、私が構築してきた従来の秩序は攪乱《かくらん》されるだろう。そこから謎が生まれ、自分への挑戦が生まれる。なぜならば、私自身がパラダイムの貧困さを突きつけられるからである。

さて、本書の題名にある「共依存」は、その大きな謎のひとつである。40年近くアルコール依存症にかかわってきたが、アルコール依存症者を夫にもつ妻たちと接するたびに、私は言うに言われぬ混乱を感じさせられてきた。『依存症』（文春新書、2000）においても、主題であるアルコール依存症とアダルト・チルドレン（AC）については詳細に書くことができたが、読み返してみると、共依存についてはどこか奥歯に物のはさまったような描き方しかできていない。今ひとつすっきりと書くことのできない何かが、すでにあのころ私をとらえていたのだろう。本書の発端はたぶんそのあたりに根ざしているのだ。それが「謎」であると自覚できたのが、１９８９年の共依存という言葉との出会いであった。それから長い年月が経った。ずっと温めてきた謎も、そろそろ成人を迎える。本書の出版は、共依存という言葉の謎にとらわれながらカウンセリングを続けてきた私のささやかな報告である。

目次を見ていただくと、映画、小説、テレビドラマ、そして多くの事例（これらは長年のカウンセラーとしての体験から典型的な例を抽出したものだが、当然のことながら、細部は変えてある）がヒントになっていることが一目瞭然である。私の著書としては珍しいことだが、本書はそんな試みに挑戦してみたものである。なぜなら、共依存という言葉の謎解きには、多方面からのアプローチがどうしても必要だったからだ。

さて、それが成功したかどうかの判断はこれからお読みになる読者の皆様にお任せしよう。

第一章　アダルト・チルドレンと共依存

仕事の帰り、東京近郊の私鉄駅に急いでいるタクシーの中で、聞くともなく耳にしたラジオの人生相談があった。

「定年退職した私が毎日自宅でごろごろしていると、妻が次から次へと無料講座のパンフやボランティアへの誘いのチラシをもってきて、夕食後見せるんです。うっとうしくてたまりません。どうしたらいいでしょうか」

おおむねこんな内容の夫からの質問だった。それに対して回答者は開口一番こう言った。

「間違いなくあなたの奥さんは共依存です」。聞いていた私は思わず「ええーっ？」と叫びそうになった。どうして、いつのまに、人生相談に登場するまでにこの言葉はメジャーになったのだろう。回答者は聞いているひとたちがそれを十分理解すると思わなければ共依存などという言葉を使用するはずがない。

少し前のことになるが、2005年の1月末に都内で公開された映画「陽のあたる場所から」(ソルヴェイグ・アンスパック監督、フランス・ベルギー・アイスランド合作)は、なんと共依存をテーマにした映画といううたい文句で宣伝されたのである。それを見た多くの若い女性たちが「私も共依存だ」とひっきりなしに映画配給会社に感想の電話をかけたり、ネットでの活発なやりとりが話題になったりしたという。それをYahoo!のサイトで大きく取り上げていたが、私にはただただ胡散臭《うさんくさ》く感じられるだけだった。その直後のこと、『アエラ』の見出しに「人間関係『共依存』時代の私・あなた—家庭内ストーカーも出現する—」が躍ったのだが、どうせ一過性の新奇《しんき》な言葉としてのあつかいだろうとたかをくくっていた。

また、ある雑誌の企画で共依存が取り上げられた。2005年7月に入って『Be!』(アスク・ヒューマン・ケア発売)というアルコール・薬物依存をはじめとするアディクション(嗜癖《しへき》=行動の悪習慣)からの回復にかかわる人びとを主な対象とした季刊雑誌の取材を受けたのである。編集者はこう言った。

「今度は思い切って『共依存』というテーマでいってみようと思うんです!」

私には少々違和感があった。どうして共依存なのだろうか、なぜアダルト・チルドレンではないのだろうか、と。いくら流行語としての座を滑り落ちたとは言え、腐っても鯛、王者はやはりＡＣ（アダルト・チルドレン＝もとの意味は、アルコール依存症の親のもとで育って成長したひと）だろうと内心でつぶやいたのだった。

確かにネットで検索すれば、ヒットするのは圧倒的にアダルト・チルドレンのほうが多い（6千万件）のだが、共依存というキーワードも40万３０００件がヒットした（２００９年2月の時点で、検索エンジンgoogleによる）。このように私の想像をはるかに超えて、共依存という言葉はすでにまったく異なる広がり方を見せているのだった。

共依存の母胎ともいえるアルコール依存症の臨床に長年かかわってきたが、今ではＡＣや共依存は日常語になるほど臨床に溶け込んでしまっている。アメリカから輸入されたのが１９８９年[注1]、すでに30年余りが過ぎようとしているから当然のことではある。ここで注釈が必要になる。共依存もアダルト・チルドレンも主としてアルコール依存症、アディクション問題の領域で用いられてきたのであり、一般の臨床心理学や精神医学、社会福祉学ではなおざりにされてきた事実を指摘しておかなければならない。学問のみならず臨床現場においても、積極的に依存症やアディクションを扱う医療者やカウンセラーはいまだ少数派である。この点は、アディクションという問題抜きには考えられないアメリカの地域精神保健と大きな違いを見せている。その理由についてはいくつかの推測が成り立つが、それは追って述べることにしたい。

私もその一員であるアディクションの援助者たちは自らのネットワークをアディクション業界と自称する。業界とはどこか蔑称のにおいを漂わせる呼称であるが、あえてそう自称するのは、精神医学、臨床心理学のアカデミックな潮流から絶えず胡散臭いものとして扱われてきたといういささか被害者的な思い込みの裏返しの表現としてである。臨床心理学専攻の学生が大学院の修士論文のテーマに選ぼうとすると「それは学問的な言葉じゃないからテーマにならない」と指導教官から言われたなどという逸話に事欠かないほど、ACと共依存はアカデミズムからはほど遠い位置にあった。注2 いきおい業界は結束を固めることになり、時には援助におけるマイノリティの立場を嘆き、時にはマジョリティを鋭く批判しながら、インナーサークル的言語を共有していった。あたかもジャーゴン（業界用語）のようにである。

1996年から1997年にかけてアダルト・チルドレンについての本が何冊も出版され、いずれも売れ行きを伸ばすという現象が生まれた。アディクション業界が掌《しょう》中《ちゅう》の珠《たま》のように愛用してきた言葉が、突然表舞台に躍り出たのである。あたかもブームのような広がりによって、業界内部のひとたちのほうが戸惑っているという印象すら受けた。流行は移ろいやすくいつかは収束していくが、そのブームが去ったことでアディクション業界にそれほど大きな影響はなかった。業界からブームを仕掛けたわけではなかったからだ。それに、アルコール依存症の援助者にとって、どれほど騒がれようとブームが風景そのものを変えたわけではなかったのである。それにしてもあのブームともいえる現象について、今改めて反芻《はんすう》し検証される必要があるだろう。[注3]

アダルト・チルドレンに関する著書（『「アダルト・チルドレン」完全理解』三五館、1996）を出版した私にとって何よりも印象的だったのは、「親のせいにするな」「甘えている」という激しいバッシングである。バッシングは多くの精神科医、評論家、マスコミなどによって行われた。読み返してみると、私はすでにあの本をバッシングへの対抗言説のつもりで書いていることがわかる。そのときうっすらと考えていたことがある。「同じアルコール依存症家族を母胎とした言葉なのに、どうして共依存は人気が出ないのだろう」と。これだけACがバッシングされるのなら、いっそ共依存に乗り換えて新しく本を書いたら読まれるのではないだろうか、と考えなかったと言えば嘘になる。1995年以来共依存に関する本が何冊か出版されたが[注4]、ACに匹敵するような盛り上がりは見られず、日本では共依存という言葉はアディクション業界の用語として終わるのではないかと推測していた。ただしこれはあくまでも一般読者の反応についての感慨であり、カウンセラーである私にとって共依存は、カウンセリングの場における実に切れ味のいい臨床言語であったことはいうまでもない。
このように述べてくると、共依存のヒット数が40万件を超える事実に少し驚いた理由がわかっていただけるだろう。ネットでヒットしたものを読むほどに、水面下でのじわりとした広がり方を感じる。個人のブログでは書き手の職種や性別を問わず決めの言葉として用いられている。社会学や国際政治学の研究者にも活用されている。注5
このように広く人口に膾炙《かいしゃ》するようになったのはなぜか。こんな素朴な疑問から出発しようと思う。その疑問に答えるためには、原点ともいうべき、父親がアルコール依存症の家族における、あまりにありふれた光景を描写することから始めなければならない。

酔っ払った父親―家族の光景―

不思議なことにこの言葉には、美しい、慈愛に満ちた、温かな、懐かしい……といった形容詞を反射的にかぶせたくなるような強制力がある。父親が酔っ払っている家族の光景も、ある時期まではほほえましいという形容詞とともに語られたかもしれない。

かなり前になるが、イタリアを訪問したわが国のある大臣がワインと風邪薬をいっしょに飲んだ後に臨んだ記者会見の様子をテレビで見ながら、妙に懐かしい思いにとらわれてしまったのは、私の長年の臨床経験によるものだろう。あの呂律《ろれつ》のまわらない話し方やとろんとした目つきも、リリー・フランキーの『東京タワー——オカンとボクと、時々、オトン——』（扶桑社、２００５年）に登場する飲んだくれの父のように、切なくもほほえましい心温まる家族という物語に回収されてしまうのが、良くも悪くも日本の現実なのだ。しかしいっぽう、そんな家族の光景は、誰がどのように語るかによって大きく異なるのも事実だ。たとえば次のようにである。

夫（父）の物語

「今日は会社で重要なプロジェクトの会議をふたつもこなした。プレゼンテーションの方法を部下に教えておいたはずなのに、あの無能な部下がまとまりのない発言を続けやがって……。おかげで部長は俺が日ごろの指導管理を怠っているんじゃないかという目つきでずっと俺をにらみつけていたじゃないか。いくら先週の飲み会を断ったからって、あそこまで俺を槍玉《やりだま》に挙げなくてもいいだろう。おい、早くいつものやつを出すんだよ、俺が外で飲むのがきらいなのはわかってるだろう。余分な金を使ったり、浮気をするわけじゃないんだ。だから家に帰ったときくらいもっと機嫌のいい顔をしたらどうなんだ。それにいくら子どもが受験だからってこの散らかりようはなんだ。俺が稼がなけりゃ子どもを私立の学校に行かせることもできないんだろ。だったら素直にあやまって、ほらほら、コップが空じゃないか。いつものはどうした？　えっ、買ってないのか、俺が芋焼酎しか飲まないのわかってるだろ、なんでだよ、なんの不満があるんだ！　ちょっとこっち向けよ。（茶碗を投げる、それが割れてキッチン一面に破片が飛び散る）アキヒロはどうした、ええ、塾だって？　まだ帰ってないのか。ヤスヨはどこだ、パパが帰ってごはん食べるときくらいちょっとそばにいてもいいだろう、どいつもこいつも、俺がこんなに一生懸命働いてるのはいったい誰のためだと思ってるんだ、ぜーんぶ家族のためだぞ、お前らのためにいやな仕事も耐えてるんだ、わかっとるのか！」

飲んでいるときの父親にとって家族の光景はこんなものだろう。酔った彼には周囲が何を感じているかなど視野の外である。おまけに多くは翌朝目覚めたときに記憶はなく、妻の反応から自分が酔った挙げ句に何かまずいことを言ったのだろうと反省する。そしてまるで人が変わったように妻にやさしくするかと思えば、再び夜になると同じことを繰り返す。家族の生活が経済的破綻をきたさないかぎり、このような彼の言動は容認されるだろう。夫（父）以外が家族の光景について語ることは「酒好き」「酒癖が悪い」といった表現によって閉ざされてきたのである。

妻（母）が語る物語

「今夜は少し機嫌が悪いわ、疲れてるみたいだし。あの飲み方だと焼酎が足りないかもしれない。どうしよう、買い忘れてしまった。いつもちゃんとチェックしているのに。また怒鳴り始めるんじゃないかしら。近所に聞こえないよう、先に雨戸を閉めておこう。鳥のささみのつまみを、あらあら、放り出しちゃった。そろそろ始まりそうだわ。下手なことをしゃべると責められるから黙ってよう、口答えするとどこまでエスカレートするかわからない。アキヒロにもさっき、今日は塾の自習室で勉強するように携帯にメールしておいた。なんだか不安だ。ヤスヨが二階から降りてきてくれないかしら。あの子がそばにいてくれるとパパはちょっと機嫌がいいんだから。あっ、茶碗が割れた。心臓がどきどきする。早く片づけないと、パパは足をけがするにきまってる。（一生懸命、破片を片づける）いったいいつまでこんな生活が続くんだろう。日本酒でももっと飲ませて早く寝かせてしまおう。そうしたら塾から帰ったアキヒロがちゃんと話を聞いてくれるだろう。すべては子どものためなのだ。ここで別れるなんてとんでもない、あの子たちのために私はここまで苦労に耐えてきたんだから。明日は芋焼酎を買っておかなくては」

結婚当初からの妻の夢はみじめなまでに踏みにじられていくのだが、それに苦情など言ってはならない。ひとかどの収入を得ている夫がどれほど家族の前で酔態をさらそうと、それに文句を言うのはわがままで勝手なのだ。浮気もせず、外で酒を飲まない夫は申し分のない男性なのだから。彼女にとって耐えることは日常的であり、それを不幸などと思わないことが幸せの秘訣なのだ。それどころか、夫との関係に耐えることで苦労という勲章の輝きがいっそう増すことになり、自分の勲章は子どもたちにとっても勲章であるに違いないと考える。楽しみはたったひとつ、子どもたちが夫への不満をすべて聞いてくれること、そして夫を自分と同じまなざしで深く軽蔑することである。

子ども（ヤスヨ）の物語

「ああ、また始まった。パパのいつものやり方だ。キレるきっかけがほしいから、わざと子どもみたいなこと言ってるだけなのに、ママったらあれがわかってないんだよ。やっぱ茶碗が飛んだ、ああ、うざい！　お願いだからもうパパを暴れさせないでよ。きっとママはあたしを待ってる、パパを止められるのはあたしだけだってことよく知ってるからね。けど今夜はやだ、もう何回も止めに入ってきたけど、結局傷つくのはあたしだけだ。ママに向かってお前のしつけが悪いからだってパパが怒鳴って、ママはゼッタイ泣いちゃうんだ。ママが泣いたら……あたし、どうしていいかわかんないよ。だって、ずっとあたしたちのために我慢してくれたママを泣かせるなんて、そんなことできっこないし。だからごめん、今夜はあたし、このまま寝たふりしてるからさ。どうか神様、このままパパが酔っ払っておとなしく眠ってくれますように。そしてお兄ちゃんが帰ってきて、ママの話を聞いてやってくれますように」

カウンセラーになった当初は、本人と妻と子の語る物語のあまりの相違に驚いてしまったものだ。しかし、何度聞いても子どもの語る物語ほど心痛むものはない。大人たちが自分の人生のバランスシートをそれなりに計算しているのに比べ、子どもたちはいやおうなく父と母の繰り広げる暴力と駆け引きに満ちた世界に巻き込まれていく。今にも消え入りそうな、存在をおびやかされている母を守るためにである。父親から母が傷つけられれば、自分が母を守れなかったせいだと思い、自責の念をつのらせる。彼女（彼）らはある年齢にいたるまで、しばしば母親をまるで聖母マリアのように美化して育つ。混沌《こんとん》と暴力と策謀《さくぼう》に満ちた日常におけるたったひとつの救いであるかのように、母の美化は時として聖化にまでいたるのだ。子どもたちが自分が悪かったと思うのに反比例して、母の美化は強まっていく。

父、母、子の語る3つの光景の間の落差は埋めようもない。どんな家族でも、世間体を気にせずに母と子が語れば、少々の落差は必ず発生するが、アルコール依存症者の家族ほどではない。自分の苦労しか視野に入っていない夫、彼を傍らで耐えて支え、子どもに依存する妻、その母を支え、父と母との関係を調整し、目前で生起するできごとの全責任が自分にあると感じる子どもたち。よく見れば、これは日本のふつうの家族の構造を誇張しているに過ぎず、決して特別ではない。

1980年、原産国アメリカ

アメリカにおいて、アルコール依存症の家族が注目されるようになったのは1970年代に入ってからである。

その引き金のひとつが1960年代からアメリカで家族療法（Family Therapy）

が広がりを見せたことである。その背景としては１９５０年代（第二次世界大戦終了後）にいっせいに花開いた社会科学の新しい理論の数々が挙げられる。コミュニケーション理論、サイバネティクス（ホメオスターシスなどの言葉を生み出した）、システム理論などである。それらはフロイトやユングに代表される分析的・精神力動的な立場とは異なり、人と人との関係や相互作用に注目することを促し、それらを表現する言語を創出した。

依存とは関係性を表す言葉であり、依存症は当初から関係性の病を含意《がんい》した診断名であった。精神科医療における診断名は客観性と操作性（因果関係を極力排し、症状だけをとらえる態度）に基づいているが、依存という関係性の言語はそれになじまない。いうなれば、アルコール依存症の疾病《しっぺい》概念はそもそも曖昧《あいまい》だったといえる。アルコールが脳に与える影響についての生理学的研究は日々進捗《しんちょく》しているが、いっぽうで疾病概念の曖昧さの隙間をぬうようにして、数々の豊穣《ほうじょう》な言葉が臨床現場から生み出されることになった。共依存とアダルト・チルドレンはその代表である。

アメリカのアルコール依存症治療は、家族療法が導入されシステム理論の影響を受けることで大きく様変わりをした。「飲んでいるひと」が病気なのであり、医療が関与して飲酒をやめさせることによって治療が遂行される、という従来の個人中心の治療観から、家族という集団をひとつのシステムとしてとらえるアプローチへの転換は、飲んでいる本人だけでなく家族への注目をもたらした。

「システム家族論」の特徴は、誰が原因か、誰が犯人かといった因果関係を不問に付すところにある。それまでもアルコール依存症の夫をもつ妻については臨床現場でさまざまな説がとびかっていた。すでに１９５０年代から、一定のプロセスをたどって妻の態度が変化していくことの実証研究[注6]などが行われていた。妻が原因で夫がアルコール依存症になる、いや夫のアルコール問題が原因で妻にストレス反応が起きるのだ、といった論議に終止符を打ったのがシステム家族論だった。因果関係が退き、その代わりに登場したのが悪循環説である。単一の原因などはなく、あるのはただ家族内で繰り返されている悪循環だけとされたのである。

アルコール依存症本人だけを対象とする治療は、しばしばどうしようもない行き詰まり感をもたらす。どれだけアルコールの害を病院で教えても、退院すればすぐ飲酒する、時には病棟内でこっそり飲酒する、といった現実はしばしば治療者たちを無力感に陥れたのである。先の見えない閉塞感の中であえいでいた治療者にとって、システム家族論は風穴を開ける理論と映ったに違いない。私自身が初めてシステム論と出会ったとき、まるで目の前がさっと開けて一条の光が射し込むような思いにとらわれたことをありありと思い出すことができる。

さて、アルコール依存症の治療が隆盛をきわめたもうひとつの引き金として社会的・経済的背景が挙げられる。ベトナム戦争によって、アメリカは深刻な経済危機に襲われていた。連邦政府は医療保険の支出を抑制するために、州政府へと負担を下ろし、さらに州政府は民間の保険会社へと委託するようになったのだ。マイケル・ムーア監督の映画「シッコ」（2007、米）は、その結果無保険者が増大した悲惨な現実を描き出し話題になった。いっぽう民間委託によって、アルコール依存症の治療のプログラムが多様化し、保険会社によって商品化されていった。また非医師（パラメディカルスタッフ）であるサイコロジストやケースワーカー、看護師なども、保険会社と契約することで、医師と対等に保険治療ができるようになったのである。このような経済的背景、つまりアルコール依存症の治療が保険対象として人気が高かったことが、本人だけでなく家族（妻や子ども）を治療対象とすることにつながったのである。

このようにして、アルコール依存症にかかわる援助者の視線は本人から家族へと一斉にシフトされ、最初に注目されたのが妻であった。彼女たちは、「コ・アルコホリック」「パラ・アルコホリック」などと呼ばれたこともあった。しかし1980年代の初めには、共依存者（codependent）と呼ばれるようになった。ほぼそれと時を同じくして、アルコール依存症の父と共依存の母のもとで育ったひとたちのことをアダルト・チルドレン（Adult Children of Alcoholics）と呼ぶようになった。[注7] ふたつの言葉の定義は統一されておらず、およそ学術的とはいえないきわめて現場主義的な言語がアルコール依存症の治療現場で、それも精神科医ではないひとたちによって生み出され広まっていったことは、どれだけ強調してもしすぎることがない。

まず名づけられることを必要とするひとたちが存在したのであり、あちらこちらと揺れながらしだいに名前がひとつに定まっていったのであろう。つまり、アルコール依存症者の妻や子どもは、患者・家族という単純な二分法では表せないほど、独自で重要な位置を占めていたのである。

医師は病気の本人に治療責任を負っている。そのことは彼らの権力を強固にするが、いっぽうで役割を限定することにもなる。しかしサイコロジストやソーシャルワーカーは、より関係的な視点からシステムとしてのアルコール依存症家族をとらえることができる立場にあった。だからこそ、共依存とアダルト・チルドレンという言葉を生み出すことができたのである。こうして１９８０年代初頭のアメリカにおいて、アルコール依存症者・妻・子は、アルコール依存症、共依存、アダルト・チルドレンという三者三様の名前を獲得することとなったのである。その後のアメリカで、ふたつの言葉はそれぞれ独自に受け止められ、広がっていった。

１９８５年には、『It will never happen to me』（C. Black, 1982）、邦題『私は親のようにならない』がＡＣ本としてアメリカで大ベストセラーを記録した。その後アダルト・チルドレンは、機能不全家族（Dysfunctional Family）で育ったひとを指すようになり、親のギャンブル依存症、薬物依存症、暴力などもそこに含まれることによって、アルコール依存症の占める割合が減少していった。いっぽう共依存も関係それ自体が病理であるという用いられ方によって、しだいにアルコール依存症から遠く離れていく。特に共依存は、アメリカにおけるあらゆる病的な関係性の基礎にあるものとして拡大解釈が進んだ。『When Society becomes an Addict』（Schaef, A. W., 1987）、邦題『嗜癖する社会』[注8]のように、アメリカ社会の病理を共依存をキーワードとして描く著作まで登場したのである。アダルト・チルドレンについても、基本的問題点は共依存の病理に帰着するという解釈もあらわれ、あたかもＡＣが共依存に吸収されていったかに思われた。

日本における独自の発展

日本にアダルト・チルドレンと共依存が紹介されたのは前にも述べたが、１９８９

年のことであった。アルコール依存症にかかわる援助者たちの間では、それこそ瞬く間にふたつの言葉は共有され、アルコール依存症者の妻に対して「あなたは共依存です」という命名が行われたり、アルコール依存症の父親をもつひとたちがアダルト・チルドレンと自覚してカウンセリングに訪れるといった現象があちらこちらで見られるようになった。アメリカにおいて、命名されることを待ち望んでいた人たちに対してこのふたつの言葉が名づけ（nomination）の機能を果たしたのと類似の現象が、わが国のアルコール依存症の治療の現場でも見られたのである。そして1996年から1997年にかけて、アダルト・チルドレンが流行語のように広がった。アメリカに遅れること約10年である。

「現在の自分の生きづらさが親との関係に起因すると認めたひと」というのが私のアダルト・チルドレンの定義である。この定義にしたがえば①自己申告、②親の加害性の容認、③免責性の3点がACという概念の特徴である。3点はそれぞれがバッシングを惹起《じやつき》した。

もっとも多かったのが、免責性を問題とした「なんでも親のせいにするのはいかがなものか」という論調である。親のせい＝ひとのせいとされ、多くの評論家や研究者は、自己責任はどうする、未成熟なひとたちを容認してしまうのではないか、と批判した。２００４年に起きたイラク人質事件の際にわが国でいっせいに噴出した、人質になった邦人に対する「自己責任論」と同じ流れにある論調である。さらに自己申告に対しては多くの精神科医たちから、誰もが好きにＡＣと名乗ったらどうなるのか、そんな曖昧な言葉は意味がない、と批判された。確かにＤＳＭ（Diagnostic and Statistical Manual of Mental Disorders＝アメリカ精神医学会による精神障害の診断・統計マニュアル）に採録されるような客観的診断名ではない。

アダルト・チルドレンとはひとつのアイデンティティーを表す言葉である。それは他者から与えられるのでなく、自分で選び決定するものなのだ。さらに「生きづらさ」とは客観的に測定は不可能であり、日常感覚の基底にある名状しがたい不全感、徒労感、自己否定感などが複合したものである。トートロジー（同語反復）になるが、まさに主観的な感覚でしかない。

つまりＡＣは診断名ではなく、親との関係を生き延びて（サバイバルして）きたことが生きづらさの背景にあることを認め、引き受けるアイデンティティーなのだ。別の表現をとるならば、当事者性の獲得[注9]ともいえよう。「親からの被害を受けて育ってくる中で身につけたサバイバルのスキルが、皮肉なことに現在の自分を生きづらくしている。親には加害者の自覚もないのに、その言葉は内在化されて現在の自分を支配している」のである。

親子関係をこのように認知し、「内なる親――インナーペアレント」に苦しむ当事者がＡＣなのだ。従って狭義の精神科医療の枠に収まるはずもない。

アダルト・チルドレンは甘えている？

自己責任の欠如という批判に対しては次のように反論したい。被虐待児が、親から突然暴力を受けて翻弄《ほんろう》されながら、それらを「すべて自分のせいだ」と認知することはよく知られている。わけのわからない痛みや混乱を子どもなりに秩序立てられなければ、子どもの世界はカオスとなるだろう。しかしカオスの中で生きることはできないため、シンプルな秩序を編み出すことになる。それが「すべて自分が悪い」という子どもなりの究極の論理なのである。この論理で構築できない秩序はない。あらゆるできごとが自分の責任であり、悪い子だからだと認知する習慣は、幼児的万能感[注10]の裏返しでもあるが、それは成人後に持ち越され、過剰な背負い込み、過剰な責任感へとつながっていく。

ＡＣのひとたちの生きづらさの大半を占めるのが、このわけもなく過剰なままの自己責任感、自責感なのである。これらから解放されるためには、いったん「あなたにはなんの責任もない」としてイノセンスを承認される必要がある。100%を超える自責感は、いったんゼロに戻さなければ適正に作動しないのだ。おそらく生まれて初めてのイノセンスの承認が、ACという言葉にはこめられている。多くのひとが惹かれたのはこの点ではなかっただろうか。

しかしイノセンスはあくまで通過点である。いったんゼロになったところから、解放され深呼吸ができるようになった地点から、そのひとの適正な背負うべき自己責任が見えてくるのだ。極端に振れた針は、いったん対極へと振れる必要がある。ACの自覚は、このようにして何が親の責任か、そして何が自分の責任なのかを探るプロセスへとそのひとを導いていく。

そして共依存

いっぽうアメリカと異なり、わが国においてはアダルト・チルドレンブームの傍らで共依存はどこか加害性を含んだ言葉へと変貌していった。つまりアルコール依存症の夫と暮らすことの不満や苦痛の発散対象として子どもを利用した母親をさす言葉としてである。

家族の光景で描写された母は、夫との不全感を「子どものために」という大義名分を借りて子どもを巧妙に支配することで代理的な満足を得る存在であった。アルコール依存症の夫との関係では、明らかに妻は暴言や暴力の被害者である。しかし、自らの立ち位置に無自覚なまま、子どもに支えられることを当然とし、時にはそれを要求しさえする態度は、子どもにとっては一種の強制であり支配であると感じられるだろう。

アメリカでよく知られたウィットフィールドの共依存に関する論文の冒頭は「共依存は自己喪失の病である」から始まる。[注11]この一節はいかにも自立（independence）と自助（self-help）の国であるアメリカらしい表現であり、臨床場面での私たちの直観と通底するものである。それではいったい「自己」とは何だろう。その問いを投げかけてみよう。

家族療法においては、システム家族論の全盛期を経て、１９９０年代に入るとナラティヴ・セラピー（物語を中心とする精神療法のひとつ）が活発になった。これは社会構成主義を理論的基礎においている。[注12]その前提は次の３点である。①現実は社会的に構成される、②現実は言語によって構成される、③言語は物語によって組織化される。家族の光景において物語という表現を用いたのはナラティヴ・セラピーが念頭にあったからである。

さて、「自己」とは何かという問いに対して、ナラティヴ・セラピーでは「自己は物語である」とされる。最初から自己が所与のものとしてあるわけではない。一定の文脈（コンテクスト）のもとに物語として自己が現れるのだ。現代哲学の主体性に関する基本的議論も同様に、コンテクストのもとに出現する主体が論じられている。[注13] これにならえば、自己の喪失とは「自己の物語」の喪失を表す。

では、共依存であるアルコール依存症者の妻は、なぜ自己の物語を喪失したのだろう。自分の物語を形づくる感情や認知は、摩擦や衝突を生み、その結果苦痛や傷つきをもたらすだけなのだ。主体的になること、自分らしくあることは、苦しくなるばかりだった。だから、主体的でない生き方が必要なのであった。そのほうが生きやすく、ずっと楽なのである。男女を問わず、組織の中の一員になればそのことは実感されるだろう。

彼女たちは家族の中でそのように感じながら、自分の物語を喪失していったのである。そして、喪失した自分の物語に代わって、他者の物語を取り込む。彼女たちは時に夫の物語を取り込み、時に子どもの物語を取り込む。なぜなら自分の物語を生きれば、つぶされ否定されて、関係が悪化するのが目に見えているからである。物語の喪失は結果に過ぎない。奪われているかに見えて、実は彼女たちは「主体的」に自分の物語を捨てるのだ。それは家族の中でのサバイバルのためである。夫や子どもの物語を取り込むという表現より、むしろ乗り移るといったほうが臨床感覚にフィットする。彼女たちは夫、子ども、そして時には得体の知れない常識・世間の物語に乗り移る。乗り移ることを過激に表現すれば「憑依《ひょうい》」ともいえる。

アルコール依存症者の妻は飲んでいる夫に憑依し、子どもの人生に憑依し、世間に憑依し常識の代弁者として生きる。繰り返すがそれが選びうる数少ないサバイバルの道なのである。これは誰かに似てはいないだろうか。そう、日本の一般的でふつうの女性が、結婚し子どもをもうけて生きていく姿のカリカチュアライズなのである。共依存とは、ごく当たり前の女性の生きる姿をいささか増幅させたに過ぎない。だからこそ、１９９７年前後のＡＣブームの陰にあって、共依存はどこか居心地の悪さを感じさせる言葉として、私たちカウンセラーの臨床言語にとどまり続けたのであった。

第二章　共依存とケア

DV（ドメスティック・バイオレンス）に関する会議に参加するための1週間の出張旅行でカナダに出かけた。ところが、執筆を持ち越した原稿のため、晩秋のヴァンクーヴァーまでパソコンを持参することになった。会議の合間の1日をつかって、ヴィクトリアを訪問した。ブリティッシュコロンビアの州都ヴィクトリアには、湾を突っ切ってフェリーで行くか、小型の水上飛行機に乗るしかない。私はもちろん、フェリーのゆったりとした旅のほうを選んだ。

秋から冬にかけてのヴァンクーヴァーは雨と曇天ばかりだとガイドブックに書いてあったが、そのとおりの天候が私を迎えた。海に浮かぶ無数の島々は瀬戸内海を思わせるが、あの白く強い日差しに映える海とはまったく異なる、暗くて鈍い青色の海面をフェリーは進んでいく。冬でも緑濃い島々の間を縫って進むフェリーから眺める光景は、夢のようだ。冷たい小雨混じりの天候にもかかわらず、デッキに出てカメラのシャッターを切るひとが絶えないのは、初めて目《ま》の当たりにしたとき誰もがその息を呑むような美しさに打たれるからだろう。

その名のとおり古き英国の名残が強いヴィクトリアだが、アルコール・薬物依存症の問題はこの国でも年ごとに深刻化しているようだ。美しい自然に囲まれた美しい街に住めば、ひとの生活がすべてうまくいくわけでもない。ホテルの前で雨の街路に貼りついた、血のように赤いもみじの落ち葉を眺めながらそう思った。

私と同じ仕事に就いているカウンセラーの女性に会うことが目的だった。彼女のオフィスをたずね、待合室に座っているひとたちを見たとたん、国境を超えた既視感に襲われた。そこには日本で出会った多くのアルコール・薬物依存症者の醸《かも》す同じ空気が漂っていた。40歳を過ぎたばかりの彼女にインタビューをしながら、話題は依存症者の家族に移っていく。なめらかに矢継ぎ早に発せられた言葉が、共依存（co-dependency）とイネーブリング（enabling＝依存症者にケアなどを与えることで嗜癖《しへき》行動を助長すること）であり、これほどまでに共依存が日常語になっているのかと改めて痛感させられた。

アメリカとカナダのアディクション（嗜癖）援助の大きな違いは、何よりも保険制度に拠《よ》っている。前章でも述べたが、アメリカではベトナム戦争後、国家財政の逼迫《ひっぱく》から私的保険化に踏み切った。それによって、アルコール依存症であっても富める者にはより贅沢《ぜいたく》な治療が提供されることになり、収入のない者には最低限3日間の治療というニ極化が生まれた。いっぽうカナダでは、先住民に対する政策に見て取れるような平等と共生が目指されており、貧富の差の拡大は抑制されている。このような違いを抱えつつも、ふたつの国はco-dependencyという言葉を生み出したグラスルーツ（草の根）的問題意識を共有している。彼女のゆるぎのない語り口と依存症の定着ぶりを目の当たりにして、ためらいなしには共依存を語れない私との大きな違いを感じさせられたのだった。

そもそも精神医学にまつわる言葉の多くはドイツ、フランス、そしてアメリカからの輸入語である。しかし近年のアメリカ精神医学会（ＡＰＡ）のＤＳＭ（精神障害の診断・統計マニュアル）の普及によって、操作的診断用語は国と文化を超えて標準化されつつあり、輸入語であることによる日本の風土との齟齬《そご》をそれほど感じることもなくなっている。

しかしグラスルーツ的な言葉は輸入されたのち、どのように定着したのだろう。アメリカと日本のそれは互換的なものなのだろうか。共依存と同時期にアメリカで生まれた同じくグラスルーツの言葉、アダルト・チルドレンは明らかに日本風の加工が施されたといえる。では共依存はどうなのだろうか。前章では共依存という言葉の社会的・歴史的背景の射程の広さ（外延《がいえん》）を述べたが、今回はカナダのグラスルーツにならって、わが国における草の根的原点であるアルコール依存症者の妻を描写することで共依存の実態について考えることにする。その際にキーワードとなるのが「ケア」という言葉である。

緊急電話

共依存という言葉は、わが国でも1980年代末からアルコール依存症者の妻に対して命名されるようになった。ちょうどアメリカから遅れること10年足らずである。ラベリングはそれに対応するコンテンツ（内実）がなければ成立しない。アルコール依存症者の妻の行動を示すコンテンツとしてひとつのエピソードを紹介しよう。理解しやすいようにいささかのデフォルメを施していることをお断りしておく。

出勤直後、まるで見はからったかのようにひとりの女性から緊急の電話が入った。ふだんは予約制のカウンセリングしか行っていないのだが、緊急の場合は特別だ。

「あのー、あのー、落ち着いて話しますからいいでしょうか」

そういう声は半ば震えていたが、第一声ですぐ顔が浮かんだ。夫のアルコール問題で半年前から来所している50歳の女性だ。

「夫がですね、今階段から落ちてですね、横になっちゃってるんですけど」

「ご主人はアルコールが入ってますか？」

「ええっと、ゆうべもですね、飲んでましてですね、大声で叫んで外に出かけようとしたんですけど、娘と協力してなんとかそれは止めました」

あまりこちらの質問を聞いていないようだ。それほど混乱しているということなのだろう。

「じゃ、まだお酒は抜けてませんね」

「はい、さっきも５００ccの缶ビール飲んでましたし」（ちなみにこれは午前10時半のことである）

「それで何をご相談されたいんでしょうか」

「階段を途中で踏み外して落っこっちゃったんです、それでですね、あの、パンツ一丁なんですよ、こんな姿を娘に見せちゃったんですよ、夫を平気で跨《また》いで中学校に出かけていってしまったんですけど、思春期の娘の心の傷にならないかと思いまして」

混乱するとしばしば、ふだんの思考の優先順位が突然入れ替わってしまう。彼女にとってみればパンツ一丁の夫が階段から転落したことの心配よりも、思春期の娘に父親の下着姿をさらしたことの影響のほうがはるかに深刻な問題なのだ。

「お嬢さんは学校に行ったのですからとりあえずだいじょうぶでしょう。下校してからちゃんと何が起きたのかを説明し、お嬢さんがどう感じているかを聞いてみてください。それよりも、ご主人はどんな状態ですか、動けますか、意識はありますか、けがはしてませんか」

私からの質問でやっと彼女は夫の事態を直視したらしいが、答える内容はさらに混乱している。

「はい、動いてます、ええ、ぶつぶつぶやいてますが、なんか怒ってるみたいです。どうしたらいいでしょう、119番に電話して救急車を呼んだほうがいいでしょうか、それとも私が逃げたほうがいいんでしょうか」

階段の下に倒れ込んでいる彼女の夫は、4カ月前にアルコールが原因で糖尿病が悪化し、内科病院に入院した。主治医は珍しく「お酒をやめなさい」と説得を続けた。多くの内科医はそこまでは言わず（飲酒は個人の自由だというのがその根拠らしい）、「ほどほどにね」と言うにとどめるのが現実なのだ。もちろんそのような説得で簡単に酒をやめるはずもないことは、アルコール依存症の関連書を読めばどこにでも書い

である。退院して3日目から自室での隠れ飲みが始まり、しだいに大胆になり、会社の帰り道に自販機で酒を買い、かばんをパンパンに膨らませて帰宅するようになった。そして今回のできごとへとつながったのである。

幸い夫はけがもなく自分で起き上がれそうな状態だったので、彼女に2時間くらい家を空けるようにアドバイスした。そして帰宅後夫のアルコールが抜けしらふに近い状態であるのを確認した上で、彼の転落後の状況を正確にしかも責めないように説明することを指示した。そして「このような状態を見るのはつらい、娘もショックを受けているようだ。アルコール依存症の専門治療を受けてほしい」と落ち着いて夫に話すように提案した。

発言の言葉遣いまで具体的に提案することは珍しくない。感情に任せた発言はしばしば関係を悪化させ、ひいては自分がさらに傷ついてしまうことになるからだ。思いや感情がどれほど正当なものであろうと、それをどのような器に入れるのかによって相手の受け止め方は大きく変わってしまう。

彼女は言われたとおりに実行した。夫は何よりパンツ一丁で倒れ込んだという事実に直面させられ、さすがに自分の行動に大きなショックを受けたのか入院を自ら希望した。これまで何度妻が勧めても頑《がん》として拒否していた夫が、初めてアルコール依存症の専門病院へ入院することに同意したのだ。彼女が喜んだのは言うまでもない。これでめでたしめでたしといけばハッピーエンドの物語なのだが、まったく先が読めないのがアルコール依存症たるゆえんである。ドラマの幕が下りたとたん、次の幕が開く。

ケアが回復を阻害する

なぜ私は2時間家を空けるように指示したのだろうか。ここであえて「常識」という言葉を使うならば、それは非常識なアドバイスと受け止められてもしかたがない。妻が夫の転落している状態を見捨てて外に出る、などということは許されないことであり、妻として人間として非難されて当然である。常識的な行動としては、とりあえず夫を助け起こして「あなた、大丈夫？」と問うだろう。それに何よりパンツ一丁という姿を子どもから隠すだろう。酔っている夫に服を着せ、「しっかりして」とか「どうしていつもこんなことになるの！」などと、文句を言ったり励ましたりしながら病院にかつぎ込むだろう。

これが常識的な良き妻のとる行動である。わざわざ電話をかけて相談する余地などないはずだ。

　ではそのようにして病院に連れて行ったその後の展開を想像してみよう。おそらく妻は、腰や腕などの打撲を心配して外科を受診させるだろう。そして「酔っ払って階段から落っこっちゃったんです」と笑いながら医師に説明する。この笑いはおそらく酔い（特に男性の）を容認している国特有のものである。妻の絶妙な笑いによってすべては了解されるのだ。当事者である夫を周囲はどうしようもない困った坊やとして許す。外科医は同じく笑いながらこう言うだろう。

「お酒もほどほどにしなくちゃねえ、ほらほら、奥さんに心配なんかかけちゃいけませんよ。まあレントゲンでも撮っておきましょうかね、大丈夫だと思いますが」

　こうして夫は酒臭い息を吐きながらなんの選択を迫られることもなく、まるで幼児のように世話を受け自宅に戻る。この失態が結婚して初めてのアクシデントであれば、夫はひどく反省し、妻にあやまり、病院に連れて行ってくれたことに感謝するだろう。そしてその後の飲酒については量や飲み方に注意深くなるだろう。毎日飲んでいたのを週の半分にしたり、焼酎はやめてビールだけに切り替えるなどの行動修正を行うだろう。

　ところが習慣的で、酔い方が明らかに家族関係を阻害する飲酒の場合はどうだろう。専門医を受診しなければアルコール依存症と診断されることはないが、妻からすれば耐えられない飲酒であることは間違いない。彼らが酒をやめる（時には酒量を減らす）ことに対して、常識的な妻の行動は役立っているだろうか。

病院から戻りアルコールが抜けた直後の夫は、何より辛い現実に直面しなければならないはずである。ところが妻はパンツ一丁で転落していたことをおそらく夫に告げないだろう。恥をかかせれば反省するどころか逆ギレされて「お前がそんな姿のままで俺を放っておくようなやつだからだ」と責められるかもしれないからだ。もしくはそんなショックを与えれば夫が再び飲酒するかもしれないからだ。妻たちは酔ったときの夫の言葉や行動で深く傷ついているので、できるだけ波風を立てないように毎日を過ごすことで精一杯なのである。どのような嘘をつこうとどれだけ現実を歪曲《わいきょく》しようと、夫が飲んで事を荒立てるよりは数段ましなのである。このようにして目前の危機は去り、まるで何事もなかったかのような日常が再び始まる。その当日はさすがに酒量を控えている夫も、3日もすればすっかり元どおりの飲み方に戻っていく。

アルコール依存症の家族に見られる「何事もなかったような日常」を説明するのにもっとも役立ったのが、1970年代から盛んになったシステム家族論である。[注1] 長年の夫の飲酒に影響されるうちに、家族のシステムが飲酒を組み込んで維持されるようになるという説明は至極納得のいくものだった。週1回程度のアクシデントが起きようが、家族関係の維持という命題を否定しないかぎり、その家族は「何事もなかったような日常」を瞬時に回復し、それなりに時は過ぎていく。家族の日常を回復させる主体は当事者である夫ではない。夫に苦しめられながらも夫をケアする妻こそが、その主体である。いっぽう子どもたちは波乱に満ちて何が起こるかわからないシステムに組み込まれることで、成長の過程で独特の役割を取得し遂行することになる。それがアダルト・チルドレンの原点である。

妻のケアがこのシステム維持に貢献しているという発見が、イネーブリング（enabling）という言葉を生んだ。enableとは「可能にする」ことを意味している。妻のケアがシステムを維持し、飲酒を可能にすることからこの言葉が生まれた。ケアの与え手である妻のそもそもの意図は、経済生活が破綻しないようなんとか夫の体を守ることにあっただろう。最初から夫にもっと酒を飲ませようとしてケアをする妻はいない（もちろん例外はあるだろうが）。しかしながら飲酒によるアクシデントに対する妻の行動を仔細《しさい》に眺めてみれば、結果的に夫の再飲酒を準備してしまっている場合が多いのだ。そもそもの意図を結果が裏切っていくというパラドックスは、アルコール依存症者においても顕著《けんちょ》に見られる。彼らは「飲みながら死ねれば本望だ」などと口を開けば語るが、それと裏腹に自らの生にこの上なく執着しているものだ。現実の自分と仮構《かこう》の自分の境界を不分明《ふぶんみよう》にするくらいの過剰な生のエネルギーがなければ、あのような飲酒は不可能であろう。そこまでして生きることに執着しているにもかかわらず、飲酒することで確実に死に近づいていくというパラドックスが、アルコール依存症という病をこの上なくドラマティックなものにしている。アルコール依存症者の平均寿命は52歳であるが、美空ひばり、石原裕次郎、中島らもの享年がいずれも52歳ぴったりであることを知ると、そのあまりの若さにやはり愕然《がくぜん》としてしまうのだ。

ふりまわし

ここで冒頭の私のアドバイスに戻ろう。夫が大きなけがをしていないことを確認し（これは重要である）、その上で夫からアルコールが抜けるまでの時間をそばにいないで過ごすこと、その間夫をひとりにしておくことを私は彼女にアドバイスしたのだった。そのことがなぜ重要なのだろう。その理解の一端はケアが果たす役割に注目することで得られるだろう。ケアは妻から夫に（家族から当事者に）対して与えられ、反対に当事者から家族に対して行われる一連の言動が「ふりまわし」である。アディクションの援助において「ふりまわされないようにしましょう」「それはふりまわしです」という表現は日常的に用いられる。同じ精神保健の領域であっても、うつや統合失調症の家族に対して「ふりまわし」という言葉を用いることはそれほど多くはない。むしろ「受け止め」「支える」といった言葉が用いられる。

妻がそのまま夫のもとにとどまっていたら何が起きるか想像してみよう。夫は時間が経てば酔いもさめ、自分がパンツしかはいておらず体が痛いことに気づくだろう。「あれ、俺はいったい何してたんだ？」と言ってやおら立ち上がり、「ごめんごめん、心配かけて」とあやまる――こんな常識的反応はほぼ起こらないだろう。そもそもこのような反応をする夫であればここまでアルコール問題が悪化して妻が混乱する事態など起こらないからだ。

現実に起こるだろう反応を思いつくまま挙げてみる。

①「苦しい、ああどうしたんだろう、足も動かない」とまるで独り言のようにつぶやく。

②「おい、何やってんだ、そんな冷たい顔して、俺が死ねばいいと思ってんだろう」と苦しそうにうめきながら、それでも怒鳴る。

③立ち上がりそうなふりをしたかと思うと、やおら崩れ落ちてみせる。

④「ああ、こんな自分は死んだほうがましだ、そこにある包丁を取ってくれ」と髪をかきむしりながら妻に懇願《こんがん》する。

⑤「許してくれ、俺といっしょにいるからお前はいつまでも苦労するんじゃないのか、お前のためだ、今すぐ別れてくれ、離婚届に判を押すから」と言ってさめざめと泣く。
⑥そのまま冷蔵庫に這っていき缶ビールを飲む（もしくは焼酎のビンを台所でラッパ飲みする）。そして再び大声を上げたり、茶碗を投げたりする。

これらの反応は、このまま放ってはおけないと思わせることで、傍らにいる妻からなんらかのケアを引き出そうとしているのだ。彼らにとってのケアは「大丈夫？」と語りかけやさしく介護されることだけではない。自分の言葉で妻が動揺すること、「死なないで！」と叫ぶこと、「もうこれ以上お酒を飲まないで」と叫ぶこと、すべてがケアなのである。そのケアは「妻に見捨てられたら自分は生きていけない」という究極の依存を満たすためには不可欠なのである。

アルコール依存症はアルコールへの依存なのではないか、と思われるかもしれない。確かに彼らは「酒さえあれば妻なんかいらない」と日常的に放言している。しかし大草原のパオの中でひとりで酒を飲めれば天国かといえばそうでもないのだ。自分の飲酒によって影響を受けてくれるひとがいること、自己破壊の淵《ふち》まで追い詰められそうになったときそこから引き戻してくれるひとがいることで、彼らは「安心」してアルコールに依存するのだ。そのひととは言うまでもなく彼らにとってもっとも親密でもっとも重要なひとのことである。しばしばそれは彼らの妻であり、共依存という言葉もこのような文脈から生まれたのである。

近年精神科医療で多くの治療者を悩ましている境界性人格障害の女性たちにも、ふりまわしに近い言動が見られる。しかしアルコール依存症者とは異なり彼女たちは実際に行動に移してしまうことが多いので、家族には「ふりまわされないように」という助言はせず、具体的で注意深い対応を指示する。

ケアの与え手としての妻、ケアを引き出そうとふりまわすのがアルコール依存症の夫であるという図式を当てはめれば、妻がふりまわされずケアの与え手にならないための具体的方法の提示が私のアドバイスの中心であったといえよう。

ケアすることを強制されてきた女性たち

ふりまわしという夫によるケアの引き出し行為によって、妻たちはケアの与え手に仕立て上げられていく。[注2] 強制的な装いを感じさせず、あたかも妻からの内発的ケアであるかのように見せかける高等なテクニックは、彼らが、死や離婚という妻にとっての究極的恐怖を掻き立てることで効果を上げる。実は「妻に見捨てられたら生きていけない存在」であることを暗にほのめかしているにもかかわらず、①から⑥にうかがえるようにその表現はきわめて傲慢で横柄で屈折したものである。「お願いだから僕を捨てないで」というシンプルなフレーズを彼らは口にすることはない。いっぽう「ケアを与えろ」とストレートに強制するわけでもない。死ぬかもしれないこんな自分を放置しておくのか、という脅しをたくみに利用して、結果的には依存を実現するのである。夫を放置することが妻にとって決定的ダメージになることを熟知しているからこそ、可能になる脅しなのだ。妻の経済力のなさ、性別役割分業観がダメージの背景になっている。このような言動を見るにつけ、彼らが「妻なら当然」という「ドミナント＝支配的」な夫婦観やジェンダー観をもっていることを痛感させられる。

システム家族論は確かにアルコール依存症特有の家族システムを発見し、妻から夫へのケアがシステムを維持していることを明確にした。しかし、夫と妻との関係性が対等であることを前提にしていたことはまちがいない。夫婦関係をシーソーゲームにたとえることは、上下に変動することはあっても土台には水平な地面があると認めることである。ふたりが対等であれば、アルコール依存症者が妻をふりまわしながら依存を深め、妻はその夫にケアを与え続けることで自分に依存する夫に依存するという、「共依存」のわかりやすい構造がそこから導き出される。アメリカでも、そして日本においても多くの共依存理解はこの程度のものである。

夫婦関係の対称性、対等性の対極にあるのが非対称性、権力性という視点である。1980年代から家族療法において、家族における権力関係をどのように扱うかということがひとつの争点となってきた。[注3]近年、心理臨床やカウンセリングの現場では、DVや虐待、アダルト・チルドレンなど、暴力や支配をはらんだテーマが浮上しつつある。これらに取り組むには、権力（パワー）という視点が不可欠であろう。

アルコール依存症者の妻たちと出会いながら私が感じさせられたのは、彼女たちはひたすらドミナントな結婚観を疑うことなくそれに従ってきただけであるということだった。結婚したら夫の世話をしわがままを許し、夫が大きな子どもでもあるかのように手のひらの上で転がしながら、うまく自分の言うことを聞かせていく。それが女の上手な生き方であるという通念は、今でも脈々と生き続け、常識として多くの女性たちを縛っている。制度化され構造化された言説は、強制的というより、むしろ自明のものとして堅固な常識と化している。男女平等という憲法に明文化された文言が、日本の家族の、とりわけ妻においてどれほど実感されているのだろう。

ケアの与え手役割にはしばしば「忍耐」という言葉が貼りついている。それはマイナスの価値でなく、苦痛を伴いつつもやり遂げることへのプラスの価値とともに語られる。しかし、もともと強制されなければ忍耐など発生しないのだ。苦痛、疲労、徒労感がつきまとうのは、ケアの与え手であることを強制されているからである。ましてや男性と対等に学問や仕事を遂行した経験のある女性にとって、さらにそれのもたらすストレスは増すに違いない。常識に従うのが当たり前だと思いつつも、ケアの与え手役割は彼女たちに忍耐を強いる行為でしかなかったので、それを強引にプラスに読み換えなければ生きてこられなかったのだろう。繰り返すが、彼女たちはケアの与え手役割を自覚的に選択したわけではなく、ドミナントな常識を遵守《じゅんしゅ》してきただけなのだ。

忍耐の限界から援助希求へ

結婚制度の中で、ケアの与え手役割を血肉化して当然の義務として遂行してきた妻たちは、アルコール依存症の夫から自分にだけケアを供給せよという奇矯《ききょう》な脅迫にさらされる。ケア供給マシンであるかのように、言われるままに彼女たちはケアの対象をアルコール依存症の夫へと集中していく。時に彼らは子どもへの妻のケアを妨害することすら珍しくない。子どもをネグレクトさせてまでも自分にケアを集中させようとするエネルギーは、実にすさまじい。

しかしどれだけケアを与えたとしても、妻のケアの本来の意図・目的は決して実現しない。夫に酒を控えさせて（時には断酒させて）健康で穏やかな生活を取り戻したいという妻のケアの意図は、夫が飲めば否定されてしまうからである。もっと飲み続けるためにケアを引き出そうとする夫の意図と、断酒させるためにケアを与え続ける妻の意図は悲劇的なまでに食い違い、相反するものとなっていく。ケアを与えることの疲労と、その意図と目的が絶えず否定されることによる傷つきや失意と絶望は、やがて妻の忍耐の限界をもたらす。限界を認知したとき、妻は初めて他者にSOSを発し、第三者に援助を求める。第三者とは家族外の存在であり、妻の限界認知によって、その家族は第三者が介入する機会を初めて得ることになる。その家族は、こうして外に開かれる。ちなみに親類縁者にSOSを発しても、ほとんどのアドバイスが「がまんしなさい」であることは、常識を象徴して表している。

ケアの与え手における支配の快楽

夫からのふりまわしの裏側にこめられたメッセージ（妻に見捨てられたら生きていけない）の重さによって疲れ果ててしまい、限界認知→援助希求の方向に舵《かじ》を切る妻ばかりではない。ここでもうひとつのパターンを指摘しておこう。

酔って無力化した夫は時に凶暴になるが、時には幼児のように妻にケアを求める存在でもある。泥酔して帰宅した夫の汚れた背広を脱がせてお風呂に連れて行くのは、確かに無意味で徒労感をおぼえることかもしれない。しかし目の前の夫は自分の手の内にあり、右手を上げろと言われればおとなしく右手を上げる存在でもある。吐瀉物《としゃ》を洗い流して下着を着替えさせながら、妻はまるで1歳児であるかのような夫を意のままに扱うことが許される。ふだん飲んでいないときの居丈高《いたけだか》な夫と比べると、比較にならないほど従順な夫を両腕に抱えてベッドに運びながら、妻の心中に去来《きょらい》するものは何だろう。

階段から転落した夫が、「もう死ぬしかない、お前は俺といると幸せになれない」と泣いたとしても、飛んでいってすぐさま夫を抱きしめて、「だいじょうぶ、絶対離れないから」と応じることもできる。その時どのような感情に妻たちは浸っているのだろう。

おそらく彼女たちは「私が見捨てれば夫は生きていけない」と考えているだろう。夫からのメッセージと妻の考えは、まるで鏡の裏と表のようにぴったりと重なっているのだ。

彼女たちを満たしているのは、ケアを渇望《かつぼう》している存在にケアを与えることで得られる快感である。ケアは、受け手のみならず、与える側にも大きな満足感を与えることがある。もうひとつ、自分が与えられたかったケアを他者に与えることで、代理で得られる満足感も大きい。摂食障害の女性が料理をつくって強制的に家族に食べさせ、自分はそれを見ているだけで満足する光景と、どこかそれは似ている。

しかしもっとも大きいのは、夫は私のケアがないと生きていけない→夫は私のケアがあってこそ生きていられる→夫を生かしているのはケアの与え手であるこの私である、と拡大・発展していく万能感である。この感覚は、おそらくケアという行為につきまとうものであり、ケアという肯定的行為のいわば報酬として理解されるべきものかもしれない。しかし自分がひとりの人間を生かしているという所有と支配に満ちた感覚は、果たしてケアの受け手からはどのように受け止められるのだろうか。

ケアする快感を味わう可能性は、圧倒的に女性優位に与えられている。ずっと長い間、強制されたケアの与え手役割を引き受けてきた女性の生活において、ケアすることでもたらされる満足は、彼女たちにとって希少な容認された満足である。何しろケアは、すればするほど評価が高まり、誰もが批判できない行為なのだ。こうなれば一石二鳥である。誰もが認めたケアを与えながら、この上ない満足感を獲得する。女性というジェンダーゆえに強制された行為を逆手にとって、男性を巧妙に支配し、満足感を得るのである。男性たちがアルコール依存症になるリスクを冒して妻のケアを引き出すのに比べると、はるかに高度で洗練された快の追求・獲得であるといえよう。

忍耐と苦労ばかりの生活にあって、これらの満足感だけが砂漠のオアシスのように感じられるとしたらどうだろう。結果としてもたらされた感覚を享受するだけでなく、能動的にケアの快感を獲得するようになるかもしれない。彼女たちは夫からふりまわされる存在から反転し、むしろケアを求めるように夫を操作するようになるだろう。絶えずアルコール依存症の夫が自分のケアを求めていなければ、ケアの与え手としての快楽を味わうことはできないのだから。夫が酒をやめようとすれば、それはケアの与え手としての自分が必要なくなることを意味するので、それとなく挑発して夫を再飲酒に追い込むこともあるだろう。私は何例かこのような妻の態度を目の当たりにした経験がある。彼女たちはおそらくそんなことには無自覚だったのだろう。しかし、悪意などみじんも感じさせない献身ぶりを見ながら、少しだけ怖くなったことを記憶している。

共依存と呼ばれることで解放されたもの

カウンセリング場面では、クライエントがこれ以上ケアを与えないほうがいい、ケアを与えてはいけないと判断される場合に、「その行為は共依存です」と伝える。もちろんそれ以前に、ケアの仕組みやケアのもたらす危険性などを学習してもらい、カウンセラーの判断の根拠を共有してもらうことは欠かせない。

子どもが引きこもりや摂食障害の母、アルコール依存症者の妻などがカウンセラーからそう言われたとき、多くの妻や母たちは驚くだろう。ケアを当たり前として生きてきた妻たちが「良かれと思ってやってきたことが、夫をさらに依存させることだったのか」と自覚すれば、長年のケアの与え手としての時間が否定されてしまうような感覚に襲われるだろう。

しかし、しだいに訪れるのは途方もない解放感である。「ケアを撤去する」「世話を焼かない」「夫の問題は夫に任せる」といったカウンセラーからのアドバイスは、彼女たちのこれまでの結婚生活に染みついた習慣を大きく変えることを強いるからだ。彼女たちによくよく問いかけてみれば、なぜここまでケアをしてきたのか、当然のようにケアの与え手を引き受けてきたのかについての答えはない。「そういうものだと思ってきました」「世の中ってそういうもんでしょ」「みんながそうするものだと思ってました」という判で押した答えしかない。時には「それが愛情だと思っていました」と答えるひともいる。

再度問いを繰り返す。あなたがたはそれほどまでに夫のケアをすることを望んでいたのでしょうか、と。彼女たちの答えはこれまた明確である。「本心はそんなことやりたくありませんよ」「正直言うと、夫に多額の保険金が掛かっていれば今すぐ死んでもらってもかまわないんですけど」などと、驚くほど率直な発言が返ってくる。

少し大げさかもしれないが、共依存という言葉は、日本の妻や母たちが当然のようにケアの与え手役割を強制されてきた忍耐の歴史に風穴を開けたのである。多くのアルコール依存症にかかわってきた援助者たちが試行錯誤の末に獲得した「これ以上ケアをしてはいけません」というシンプルなメッセージは、共依存という言葉に結晶して、多くの強制されたケアの与え手たちを解放したのである。

そのいっぽうで、共依存という言葉はケアの与え手役割という規範的行為を遂行する裏側で獲得される満足感や万能感をあからさまにした。女性にとってそれぐらいしか許されなかったジェンダー役割を逆手にとった巧妙な支配のからくりも、アルコール依存症者の妻を仔細に観察することで明瞭に見えてきたのである。自立と依存を二項対立的にとらえる国アメリカで生まれたこの言葉は、日本に輸入されてから、もっと陰影に富んだ力関係を表す言葉として定着したかに思える。

第三章　ケアする男たち

アメリカのニュース番組ではキャスターたちが「アメリカは石油依存症（addict of the oil）である」などという言いまわしをしばしば用いる。日本ではアディクトという言葉が一般化していないため、どうしても依存症という表現についてまわる病気の意味合いが強くなってしまうのと好対照である。アディクションやアディクトという言葉は、これほどまでにアメリカ文化に浸透しているのだ。アディクションの代表はアルコール依存症であるが、近年日本でも、女性のアルコール依存症者の増加は著しい。[注1]

女性のアルコール依存症といえば、古典的名著ともいうべき斎藤茂男の『妻たちの思秋期―ルポルタージュ・日本の幸福―』（共同通信社、1982）を忘れるわけにはいかない。高度経済成長の陰でサラリーマンの妻たちがアルコールに耽溺《たんでき》していたことは、キッチンドリンカーという言葉が流行語になったほど人々に驚きをもって迎えられた。台所でひそかに酒を飲む思秋期の妻たちの寂寥感は、企業で働く男たちの私生活における陰画（ネガ）であり、多くの女性が専業主婦としてしか生きられなかった時代の象徴でもあった。

それに比べれば、現在の女性たちは、給与体系は別として仕事に就くことがあたりまえになっている。しかしながらいまだに男性中心的労働環境は変わらず、不況を迎えますます女性へのしわよせは大きくなるばかりである。スパやエステ、ネイルサロンといったささやかな癒しを求めて、働く女性たちは放浪しているかのように思える。ウィークデーのジムは夜遅くまでマシンの上で黙々と走り続ける女性たちでいっぱいだ。確かに20年前に比べると、仕事終了後に女性たちが一息つける選択肢は確実に増加したが、アルコールほど手軽で安価、そして確実に自分を癒す手段はない。こうしてアルコールは確実に彼女たちの生活の一部を占めるようになっている。

いまでは女性アルコール依存症者たちのほとんどが外来の精神科クリニックを受診するようになり、カウンセリングの場面には姿を現さなくなってしまった。われわれのセンターは、13名のスタッフ全員が女性の公認心理師・臨床心理士である。この資格は国家資格ではあるが、医療機関ではないので保険も適用されない。これがカウンセリング料金が高いと思われる理由につながっている。1990年代前半までは女性のアルコール依存症を扱う外来の精神科クリニックが少なかったせいで、飲酒問題をかかえた20代から60代まであらゆる年齢層の女性がカウンセリングにやってきた。当時でもそれほど安い料金ではなかったが、医療機関の不足がカウンセリング機関に対する需要を生んでいたのだ。

グループカウンセリングでの出会い

30代から50代半ばまで、かれこれ20年近く、私は女性のアルコール依存症者を対象としたグループカウンセリングを実施していた。酔っ払っているとカウンセリングにならないので、しらふで来談するように最初に約束をしておく。そうは言っても彼女たちの中には明らかに酒臭いひともいた。経験者はおわかりだろうが、酔っているときほど「どのような嘘も見破られるはずはない」という法外な自己暗示にかかりやすいものである。アルコール臭が部屋に満ちている中で、「もう1カ月もsober（ソーバー＝しらふでいること）が続いているんです！」と誇らしげに語る女性の言葉を聴きながら、このカウンセリングにどんな意味があるのだろうかとつくづく考え込んでしまったこともある。

「酔いに支えられたしらふであることの確信」というパラドックスを生きている彼女

たちは、私がつきつける現実をはるかに超えてしまっている。アルコールによる酔いとは、エタノールという薬物が脳に作用した結果もたらされる意識の変容である。しかし、アルコールのにおいを漂わせて酔いの中に生きている彼女たちは、瞬間的に輝くような表情を見せることもあった。時として私はそれに見とれてしまったものである。

1時間のグループカウンセリングが終わり、料金を支払った彼女たちは意気揚々と階段を下りていく。当時の私の職場はビルの2階にあり、ガラス張りの窓からは斜め前の酒屋が望めた。狭い四つ角に面した酒屋の入り口には、3台のアルコールの自販機が威容を誇っている。ある女性は階段を下りるとくるっと駅と反対方向を向き、酒屋の自販機をめざしていく。コインを入れ、ゴロンと出てくる缶ビールを一気に、それこそのどを鳴らすかのようにその場で飲み干すのであった。窓からカウンセラーの私がそれを見ていることなど気にも止めない、迷いのない足取りであった。

こうした女性アルコール依存症者との長年のかかわりは、いくつかの忘れられない経験をもたらした。グループを担当して3年を過ぎたころから、不思議な感覚をおぼえるようになった。それまで聞いたアルコールにまつわるエピソードや夫の話などを想起しながらミーティングルームの椅子に座っている彼女たちを見つめていると、その後ろに彼女たちの夫像がぼんやりと浮かんでくるのだ。まるで背後霊のようにである。もちろん会ったこともない男たちばかりであったが、雰囲気、口調、服装のセンスまでがリアルに想像できた。そのうちの何人かとはのちに実際に会う機会をもてたのだが、なんと驚くことに、私の予想はほとんど外れていなかったのである。

女性アルコール依存症者の夫

共依存という言葉についてさらに考察を深めるために、彼女たちの夫を取り上げてみようと思う。女性アルコール依存症者の配偶者を、3つのタイプに分類してみる。

1　暴力的支配タイプ
2　ネグレクトタイプ
3　ケアタイプ

『妻たちの思秋期』に登場する女性たちの夫は、2のネグレクト（無視）タイプといえる。私が出会ったある女性は「まじめに仕事をして浮気をするわけでもない夫だが、妻である自分への関心をまったく示さない。そのことの非人間性に傷つきながら、そんな夫を選んだ責任と現状を変えられない焦燥感に駆られた果てが、飲酒という方法だった。それは人間として関心を注がれないことへのプロテストだった」と語った。

関心のすべてが仕事に向けられた結果だとすれば、夫に悪意などなくもちろんネグレクトという自覚もない。むしろ妻のために仕事に励んでいたからだと抗弁《こうべん》されるだろう。プロテストの正当性を保証してくれる他者の不在が、ますます彼女たちの孤独な飲酒に拍車をかける。

一部の夫たちは「そんなに妻たちは寂しかったのか、じゃ再び妻に関心を向ければいいだろう」と飲酒の原因除去とばかりに、妻への表面的理解に努めた。それはまだましなほうだ。多くは飲酒する妻を理解できないと見捨てていった。「わけのわからない理屈を言って、甘えとさぼりを正当化しているだけだ」とばっさり断罪する夫がほとんどだった。企業社会において企画と実行、微細なパワーバランスをかいくぐることに精力を使い果たしてきた彼らにとって、妻の飲酒行動は理解と想像をはるかに超えていた。

誤解を防ぐために強調したいが、妻たちは夫の関心をおねだりして飲んでいるわけではない。むしろ人間として扱われなかったことへの怒り、そのような状況を変更する力のない自分への無力感が、彼女たちを飲酒に駆り立てているのだ。彼女たちの冷徹な状況判断力、傷つきやすいプライドが、皮肉にも自らの現実を耐えがたくしているのである。妻をネグレクトした夫たちは、酔った妻からのプロテストを読み取ることもできず、最後に再びネグレクトして精神病院に妻を入れたのであった。

1の暴力的支配タイプは、たとえば次のようなものだ。眠る前にかなり強いアルコールを飲まなければ寝つけないと訴える女性がいたが、よく話を聞いてみると夫のセックスを受け入れるためにはそれしかないと考えていることがわかった。2年前に夫の浮気が発覚してから、どうしても夫との性交渉に嫌悪感をおぼえるようになった。夫は最初はあやまっていたが、そのうち「いつまで過去にこだわるのか、女として扱ってもらえるだけでもありがたいと思え」などと逆ギレするようになり、何度も彼女に暴力をふるった。それ以後彼女は暴力への恐怖とますます募る嫌悪感から、泥酔状態でないと夫と同室で眠れないようになった。

ルイ14世の時代、貴族の女性はベッドの下にチョコレート飲料の入ったつぼを忍ばせておき、夫との性交渉の前にこっそりそれを飲んだという。チョコレートには、アルコールと同様、脳の中枢神経系に対する抑制作用があるからだ。21世紀の女性が、18世紀のフランス女性と類似の方法で、夫との性生活をやり過ごしているのだった。

ある女性は、家事・育児に細かに口を出す夫に対し、酔っ払ってしまえばどれだけでも言い返すことができるので常時酔っていると語った。最後には夫からぼこぼこに殴られることで諍《いさか》いに終止符が打たれるので、顔や体にあざが絶えなかった。長年そんな光景を見て育った子どもが思春期になって薬物依存症となり、いもづる式に母である彼女のアルコール依存症が表面化するという経過をたどった。

このような夫からの支配への対抗手段としての飲酒は、最初から負けの見えた勝負である。夫や世間を敵にまわしてまでアルコールに依存を深める彼女たちは、自滅を望んでいるとしか思えないときがある。自分が滅びることで家族の存続が危機に瀕《ひん》し、それにうろたえる夫を見て復讐心を満足させたいのか、家族の大きなお荷物になってしまうことであらゆる責任からの回避をはかっているのか、それともアルコール依存症という病者となることで病院というシェルターに逃げ出したいのだろうか。いずれにしても彼女たちの自滅のプロセスは文字どおり命を懸けた飲酒行動というにふさわしい。しばしば男性アルコール依存症者が口にする「滅びの美学」などという自己愛まみれのフレーズでは、とうてい表現しつくせないと思う。

1と2のタイプの夫は飲む妻をケアすることはない。家事を放棄し泥酔した妻を目にして、まず妻の実家に電話をする。怒声とともに義理の親を責めるのだ。実家の両親（特に母）は申し訳ないと夫にあやまり、まるで不良品の製造責任者のように迅速に対応する。彼女の母親は、「結婚後の娘の人生に私たちは責任を負いません。それは夫婦の問題ではありませんか」などと毅然《きぜん》と言い放ったりはしない。時には実家の親も娘を見放している場合がある。そんなときは、夫が強制的に車に乗せてアルコール臭のする妻を精神科に連れて行く。飲む妻を責め続け暴力をふるったり放置した末、家族のお荷物でしかなくなれば、病院に放り込むのだ。ところがなぜか入院費は気前よく支払い、医師の前ではかいがいしい夫を演じてみせるのである。彼らはこのように非情ではあるが、実にわかりやすい。

韓国映画に見るケアする男たち

さて、本章のメインテーマは、3のケアタイプである。妻をケアする夫をより具体的に理解するために、近年ブームとなり今や定着した感のある韓国映画を例にとろう。少し前になるが、いずれも日本で人気を博した3本の映画である。

「猟奇的な彼女」（クァク・ジェヨン監督、チョン・ジヒョン主演、2001）は、主演女優が恋人を失った喪失感から焼酎を痛飲し、泥酔している場面から始まる。主人公の男性は意識を失った彼女を放っておけず、ホテルに連れて行き介抱するのだ。ところが女性はことあるごとに頬をひっぱたき、まるで暴れ馬のように男性を困らせる。そして、たび重なる女性の暴力にも耐え、無抵抗にケアを与え続ける男性が最後は彼女をゲットすることになるという物語だ。「恋する神父」（ホ・インム監督、クォン・サンウ主演、2004）は、アメリカ帰りで恋人に振られた女性がこれまた最初から泥酔して登場する。クォン・サンウ演じる神学校生は彼女に惹かれながらも遠くから見守り続け、泥酔してやくざにからまれそうになった彼女をホテルに連れ込み介抱する。彼をいたぶるかのような彼女をずっとかばいめんどうを見つづけ、最後は彼女が彼に愛を告白して終わるという物語だ。「僕の彼女を紹介します」（2004）は、「猟奇的な彼女」の続編ともいうべき、同じ監督・主演による作品だ。婦人警官の主人公が、教師である男性主人公を誤認逮捕して散々痛めつけるところから始まる。彼女が誤って拳銃で恋人を撃ち殺してしまうことから大きく展開するストーリーは、死んだ彼があの世からのメッセージで自分の身代わりの男性を紹介するところでハッピーエンドとなる。

この3つの韓国映画の特徴は、攻撃的自己主張の強い酔った女性を主人公にしている点、殴られながらも自己犠牲的にケアを与え続ける男性像を前面に出している点、そして最後は暴れ馬のような彼女がその男性（もしくはその紹介者）と結ばれるという点だ。このような男性像は一見ひ弱で頼りなさげに見えるが、女性をケアし続ける点においては人後に落ちない。この点が女性の観客から人気を獲得している理由だろうが、彼らが果たして結婚後どうなるかは映画には描かれない。一見家父長的男性支配の逆バージョンに思える一連の男女関係は、手のこんだ女性獲得のドラマと見ることも可能だ。

ケアタイプの夫

アルコール依存症の妻をケアする夫は、前章で述べたアルコール依存症の夫をケアする妻と性が逆転している。彼らは韓国映画の例に見られるように、妻のことを考えているやさしい夫だと評価されるひとたちである。全国に広がったアルコール依存症の専門病棟には、女性患者も多く入院している。アルコール依存症の治療においては家族の対応が予後《よご》に大きく影響するので、家族会と称する学習会やミーティングがそれらの病院では開催されることが多い。大多数の参加者が妻や母である女性たちの中に、時々夫である男性が混じることがある。そこでは奇妙な現象が起きる。入院中の妻のために有給休暇をとって参加した彼は、全員の賞賛の的となるのだ。終了後、彼のまわりには女性たちの人垣ができ、「いいご主人ですね、ほんとに」「こんな優しいご主人をもった奥様がうらやましい」という言葉がとびかう。彼が子どもを伴っていればもう最高潮である。「たいへんですね、小さなお子さんがいらっしゃるのに」と言いながら、勝手にその子どもをあやす女性まで現れる。

彼女たちの行動が示している隠されたメッセージは、入院中の妻への嫌悪である。私たちは勝手な夫の飲酒行動によってここまで苦労してきた、それなのにあなたは女のくせにアルコールを飲んで夫に迷惑をかけている、育児まで放棄して夫におしつけている、そんなわがままが許されるはずがない、と。この同性バッシングはケアの世界では珍しいことではない。たとえば著名男性が親の介護のために仕事を犠牲にし、時には妻を長年介護して見送る、そんなケアの体験を手記として出版することへの評価ともつながってくる。あんな有名な男ですら介護するという事実の披瀝《ひれき》は、だから多くの男性たちも介護すべきであるという論調につながるわけではない。むしろ男性ですらこうなのだから、女のあなたが介護しなくてどうするのかという女性の側からの同性に対するケア強制の圧力に加担する。同じ女性として生まれながら、ケアの受け手にまわること、もしくはケアの与え手の役割をサボタージュすることへの苛烈なバッシングには容赦がない。

アルコール依存症者の妻に与えられた、ケアの与え手がイネーブリング（enabling＝助長すること……酒を飲ませ続けること）を行っているという批判は、不思議とケアする夫たちには向けられない。妻はイネーブラー（enabler＝酒を飲むことを可能にする人）であるのに、アルコール依存症の妻をもつ夫はそうではないのだろうか。

ジェンダー非対称といわれても仕方がない。
ではケアの与え手である男性とはどのようなひとたちなのだろう。臨床的直感を大切にする私は、どこかでそれをバロメーターとしているが、彼らに会った瞬間に私が感受したものはある種のいかがわしさであった。そこに漂うむっとするような湿度とおしつけがましさ、それでいて軟体動物のようにとらえどころのない彼ら。反射的に引いてしまう自分をなんとかなだめすかして話を聞くのが常だったことを思い出す。

彼らの行動だけを列挙すれば次のようなものだ。仕事もそこそこに急いで帰宅し、食事をつくり洗濯・掃除を全部引き受け、子どもの面倒を見ながら酔った妻を風呂に入れる。妻からの呂律《ろれつ》のまわらない罵声にも耐え決して怒らず、時には妻をあやしながら寝かせる。翌朝は子どもの朝ごはんと弁当をつくってから出勤する。仕事の合間に妻の携帯に何度も連絡を入れ無事を確かめる。時には会社を早退し、妻を病院に連れて行く……。まるで性別役割分業など歯牙《しが》にもかけないかのような献身的夫像がそこにはある。

カウンセリングの場で、一気に苦労を語る彼らは心底疲れているはずなのに、なぜか底の部分に華やいだものを感じてしまうのだった。彼らの目から「こんなだめな妻を見捨てないでここまでめんどう見ている僕って偉いでしょ」という視線を一瞬でも感知しなかったといえば嘘になる。それればかりではない。話を聞き終えた私がいつもさらされる感覚がある。明確な感情というよりどこか体感に近いものだ。あえて言葉にすれば「氷のような冷たさ」とでもいえるだろうか。

ケアをめぐる通念は与え手を賞賛しこそすれ、そのひとを批判するなどということはありえなかった。ケアは美しいものであり、与え手が受け手のために行使するケアは必ず受け手にとっては役に立ち感謝すべきものであるからだ。前章で触れた「ケアされることを強制されない権利」という上野千鶴子によるフレーズは、おそらくケアをめぐる通念になんの疑念も抱かないひとには理解不能であろう。共依存という言葉は、アルコール依存症の夫をケアする妻をイネーブラーと名づけることから生み出されたものだ。ケアは与え手の意識と受け手の意識の一致が必須であることはいうまでもない。

上述のアルコール依存症の妻と夫の関係のどこが、私にいかがわしさを感じさせたのだろうか。まして「氷のような冷たさ」などを。

彼らは酔った妻に手を焼いているかに見えて、どこかでそんな妻の醜態を冷静に観察している。まるで昆虫の生態を見つめるように。「妻が何を自分に求めているか」という疑問がそもそも彼らには成立しない。どのようなケアを与えるかを決定するのは彼らであり、その決定は正しいにきまっているのだ。判断し定義する権限は夫に属するからだ。聞いてみれば、彼のスタンダードとする男性像は意外なほど伝統的であり、時には父親がとんでもない酒乱であったりする。粗暴でみだりに妻に威張り散らす男性への軽蔑と嫌悪を深く内面化しているぶんだけ、同じ轍《てつ》は踏まない覚悟も見られる。

彼らが許容できる男性モデル、夫像は消去法によってせばめられており、結婚まではそれなりの不自由さを抱えて生きてきたことは容易に想像できる。おそらく、彼らがもっとも避けたがっているのは、自分のエネルギー値が妻のそれより下がってしまうことである。エネルギー値という抽象的表現を用いたのは、これが社会的ステイタスや経済力とは無関係であるからだ。たとえば妻がどれほど有能な日本美術の研究者であったとしても、いつもうつ的で不安が強ければ、証券会社に勤務する夫のほうがエネルギー値は高いだろう。どこに出かけるにも夫に同伴されなければ不安だと訴える妻と付き添う夫というカップルはそれほど珍しくもない。彼は妻と比して自分のほうがエネルギーが高いことを確信し、その落差によって自信と活力（パワー）を得るのである。

ディスパワー

エンパワーという言葉は、一般的には力のないひとが力を得るように援助することを指すのであるが、力を奪うという逆もまた存在する。男性によく見られる、暴力をふるい相手を制圧することで自らの力を鼓舞しパワーを獲得するというわかりやすく粗暴な方法ではなく、より弱い存在と親密な二者関係を形成し、自分が相手にとってなくてはならない存在と化していくことでパワーを獲得する男性も存在する。

このような男性がどのようにして配偶者選択をしているのかは謎である。まるで獲物を探索するように女性を嗅ぎ分けているわけでもなさそうだ。彼らは最初から弱々しい女性を選んでいるわけではない。むしろ仕事ができ、快活そうな女性を選んでいる。関係形成の端緒《たんしょ》においてはエネルギー値の高かった女性が、妻になって時間を経るにつれ、しだいしだいにディスパワー（dispower＝パワーの収奪）されていくのである。微細な日常生活の関係のひだの中で、「君にはできないでしょ」「だめだめ僕がいなくちゃ」と世話を焼かれ半人前扱いされることで夫からの価値の収奪（貶《おとし》め、自信を喪失させる）が実施され、いっぽう無力で幼児化した自分の態度が夫によってこの上なく奨励されるという繰り返しが日常生活に瀰漫《びまん》していく。そんな時間を積み重ねるうちに、徐々に妻はエネルギーを奪われていくのではないだろうかと想像してみる。言語化されずとも、目の色、空気の硬直化、言葉を継ぐ間の長さ、などで十分にそれらは伝達可能であり、それが日常生活の怖さであるともいえる。

妻のエネルギーを絶えず自分より低い状態にとどめておくことでパワーを獲得しているなどという自覚は彼らにはない。むしろ反対に、どうしようもない妻を見捨てないで援助し続ける自分は、やさしく正しく思いやりに満ちた存在であると自己認知しているに違いない。自分の周囲にあふれている並の男に比べればはるかに上位に位置するという優越性すら感じているだろう。それが、消去法によって残された希少な男性としての彼らのポジションなのである。「ケアする女、ケアされる男」というジェンダー規範もそれに加担している。すでに述べた家族会の光景はシンボリックにそれを表現しているだろう。

酔った妻はケアの対象であり、明らかにエネルギー値は自分より低位に位置する。時に泥酔した妻は失禁するので、アンモニア臭に包まれた妻の下着を夫が取り替えることもあるだろう。生理中の妻が飲酒すれば、男として正視できないほどグロテスクな血まみれの下半身をさらされることもあるだろう。そんな妻は彼らの性的対象から完全に除外された存在である。夫からのそんな性的拒否を、妻は感知している。時として酩酊《めいてい》時に卑猥な言葉を口走ることもあるが、そこには性的対象から除外された妻の怒りがこめられているのだ。妻は彼らの性的対象ではなく、ケアと保護の対象として存在し、圧倒的な力の差を前提とした関係にはめ込まれていく。飲酒して失態を繰り返し、健康を害し社会的にも孤立していく妻は、唯一の保護者である夫によって生きるのであり、夫のテリトリーの中に囲い込まれることで究極の依存状態へと収斂《しゅうれん》されていく。こうして夫は妻を完全に所有するのである。

精神病院のアルコール専門病棟で仕事をしていたとき、しばしばそのような女性に出会うことがあった。まじめそうでソフトな物腰の夫がかいがいしく面会に来る。主治医や看護師は「いいご主人じゃない」と感心したように言う。ところが退院時に夫が迎えに来たときの彼女の表情は、テレビドラマのワンシーンのように感謝と希望に満ちているわけではない。たとえようもない不安をわずかに覗かせながら、奇妙に無表情なままおじぎをして去っていく。しらふのアルコール依存症の女性に特徴的なあの無表情さは、生活すべてを夫に依存して生きるしかないというあきらめとかすかな絶望の表れなのかもしれないと思う。

人間が他者を支配するとき、環境条件を操作することによってひとりひとりの内面に規範を植えつけるという方法をとることができる。都会で暮らす私たちは、通勤時の駅の構造、ファストフード店の店員のマニュアル化された言葉など、知らず知らずに規範を植えつけられている。飛躍するようだが、アルコール依存症の妻をもつ夫は、かいがいしくめんどうを見続けるというその行為によって、まさに環境のコントロールによる権力を私的領域、親密な関係において行使しているとはいえないだろうか。

とすれば、妻の酩酊は自身を弱者化することで夫の支配に適応していく営みとしてだけでなく、そのような権力行使に対する抵抗としてもとらえることができよう。酔いとは、しらふの自分とは別の自分をアルコールという薬物の力を借りて自己演出したものである。私はずっとアルコール依存症者はしらふと酔いの二重人格を生きていると考えてきたが[注2]、ここで少し訂正したい。アルコール依存症者は多重人格的に生きることに失敗し、やむなくアルコールの力を借りて二重人格を生きているのだと。抑圧された日常的自己をアルコールによって解放するという抑圧仮説によってアルコール依存症を解釈することを避けたいと思うからである。

アルコール依存症である妻は多重人格的に生きることで夫の権力・支配から逃れようとして失敗し、唯一アルコールに酩酊したときだけ、かろうじてもうひとつの人格によって夫の管理下から離脱を試みているのだ。ところが離脱はわずかの時間しか続かない。酔いがさめれば夫の環境整備の正当性はさらに強まっており、無力化は進行している。はかない抵抗はこうして挫折する。

男の共依存

ケアする夫（男性）を具体的に記述することで共依存の理解はさらに深まる思いがする。ここでアルコール依存症の夫をもつ妻を共依存と呼ぶことによってもたらされた成果を3点述べよう。①共依存が批判的言語であることによって、妻である女性をケアから解放する可能性を示した。②妻が唯一行使することのできるケアという手段によって相手を無力化し幼児化させる快楽の存在を示した。③自らが強者になるのではなく、限りなく相手を弱者化することによる権力・支配の行使はしばしばケアと重なることを指摘した。

妻がアルコール依存症である夫たちは、ジェンダー規範に強制されない（自発的な）ケアを行っているかに見えて、実はそれを逆手にとった環境整備型権力ともいうべき支配を行使していることが明確になった。それがどれほど巧妙で絶大なる支配かは、アルコール依存症者の妻と比較すれば明らかだ。妻からの共依存は、ジェンダー規範に基づいたケアを逆手にとった夫に対する唯一の支配なのであった。しかも夫は、妻からの支配によってそれほどのダメージをこうむっているわけではない。確かにうるさく小言を言い、酒びんを隠したり泥酔し失禁したズボンを脱がせたりして世話を焼くことが、飲酒状態を維持させていることは否めない。しかし彼らは、半ば意識的に妻をふりまわすことでケアを引き出しているのだ。飲んで幼児化し死ぬかもしれないと脅すことで妻に依存する快楽を味わってもいる。それに比べれば、妻が夫をケアし無力化させる支配の快楽など小さなものではないだろうか。

アルコール依存症の妻をケアする夫を詳述したのは、妻からの共依存と比較をするためである。彼らは家族外の人たちに対し、ケアする夫ぶりを積極的に公開し、さらし、ジェンダー規範を逆手にとることで夫である自分への評価を高めたのである。そして妻に対しては環境整備型権力を巧妙に行使し、妻がすすんで無力化し自信を喪失していくように関係を仕組んでいく。そのプロセスは、おそらく文学的表現でしか表せないほど微細な関係の堆積から成るだろう。それに抗《あらが》って妻はアルコールに耽溺するのだが、皮肉にも妻はさらに弱者化し、夫はそんな妻をケアすることでさらに権力とパワーを獲得していく。

このプロセスはドイツ映画「es［エス］」（オリヴァー・ヒルシュビーゲル監督、2001）にどことなく似ている。映画の冒頭で、実験対象者に対して刑務所の看守と囚人という関係が設定される（権力関係が投入される）。その後脱走不能な密室において、彼らがどのようにして殺戮《さつりく》にまでいたるかが詳細に描かれた秀作である。密室的状況は夫婦関係と似ているが、権力関係という視点をそこに許さなければ、アルコール依存症の妻と夫のドラマは愛情深い夫と悲劇の妻の物語として終結するだろう。注3弱者である相手を依存させることによるさらなる弱者化、そのような支配と力という視点をもって初めて、夫から妻への共依存が見えてくる。妻は依存させられ、夫の保護のもとを去ることはかなわず、あたかもペットが飼い殺しにされるようにケアされ、飲酒することをらせん状に繰り返して死にいたるだろう。

このような関係性は、家族における親から子へのケアにおいてもしばしば見られるが、多くは親の愛情として翻訳され、拒否する子どものほうが病理を抱えているのだと結論づけられる。ここでも親が子よりパワーをもっているからこそ共依存が発生するといえよう。

「ケアを行使する側が受け手よりはるかに力をもっている場合、もしくは力をもっていることを誇示したいときに共依存が発生する」、このように定義を明確化するに伴って、原点であるアルコール依存症者の妻の「共依存」は多くの疑問符とともに用いいなければならないことがわかる。彼女たちの夫に対する支配の選択肢の乏しさは明らかである。それはたったひとつだけ許された（ジェンダー規範にもとづいた）支配なのであり、どこかそれは傷つけられた者の復讐にも似ている。すると共依存という言葉の発生は、明らかに女性（妻）への嫌悪、蔑視を背景にしていたのではないかと推測されるのだ。妻が長年の夫のアルコール問題に疲弊し切ったのちに、自分がはるかに夫より力をもっていると誇示したいと欲することを私は責める気にはなれない。妻の共依存でアルコール依存症の夫が死にいたる例もなくはないだろうが、その逆のほうがもっと恐ろしい。

力をもたない側がケアさせられることを強制と感じないほどに馴致《じゅんち》され、拒否したいと感じる自分がまちがっているとまでケアの正当性が内面化されたとき、時としてケアはひとを殺すこともある。こんな感慨をもたらす経験の積み重ねが、彼ら（アルコール依存症の妻をもつ夫）に会った瞬間の「いかがわしい」という臨床的直感を生んだのだろう。直感もまた生得的とはいえず、経験によって磨かれていくことを深く納得させられている。

第四章　『風味絶佳』は「風味絶佳」だ

共依存という関係を表すには、小説だからこそ表現可能な微細な世界が適切だ。そんな題材として、1冊の本を選ぶことにする。『風味絶佳』（山田詠美、文春文庫、2008）である。

森永ミルクキャラメルの箱に印刷された滋養豊富・風味絶佳からとられたタイトルの1冊は、私の頭と体をまるでヨーガの後のような陶酔と落ち着きで包みながら、ゴミのすえたにおいと生暖かい体臭の世界に誘い込んだ。6つの短編から成る本書の中から、最初の一編「間食」を題材として選んでみる。

この作品は26歳の男性が語り手である。主人公のかなり身勝手ともいえる視線を通して描かれることで、女性である著者が同性を描くのに必要な距離がおのずと生まれる効果がもたらされている。対象化されたふたりの女性の姿は妙に生々しいが、彼女たちが何を感じているかはうかがい知れない。それは主人公の男性が彼女たちの内面に対して無関心であることをそのまま表している。

26歳鳶《とび》職の雄太という主人公と、15歳年上の加代と、年下の二十歳を過ぎたばかりの花というふたりの女性。3人の関係をめぐって話は展開していくのだが、それを照射する存在として同じ鳶職仲間のいっぷう変わった寺内が登場する。寺内の存在は雄太を相対化することに大きく貢献しており、そこには緻密な計算がうかがえる。

たとえば寺内は雄太から鳶職の現場で上に行くとき恐くなかったかとたずねられて、次のように笑って答える。

「全然恐くなんかなかったよ」

「すげえな。こういう仕事初めてなんだろ?」

「うん、まあね。でも、ぼくみたいに恐がんない人間は、いつか落っこちてしまうかもしれないね」

「よせよ、そんなこと言うの。安全帯付けてるから平気だって」

「うっとうしいんだよね、あれ」

なんとなくぞっとした。

鮮やかなまでの雄太との対比がありありと見える会話だ。世界中の人間を殺してやりたいと毎日考えている寺内は、雄太とはまったく異質な世界に住んでいて、鳶職にならなければ一生出会うこともなかったような存在である。そんな寺内と雄太の視線とが交差することで、初めてふたりの女性との関係性が浮かび上がる。

「かわいい」と「かわいそう」

前章の「ケアする男たち」で描写した夫から妻へのケアを思い出していただきたい。アルコール依存症である妻たちは花のようにふっくらして頬ずりしたくなる存在ではなく、その体もゴムまりのようにぷっくりはずむわけではない。彼女たちはみじめで汚れており時に悪臭を放っている。まるで正反対だ。雄太は幼子のような花をからかい、いじり、おもしろくなって抱きしめ、性的に味わいつくす。いっぽう夫たちは妻をどこかで哀れに思い、放っておけず汚れた体を拭き、下着を交換する。しかし彼らが妻をケアする関係と、雄太が花を幼児のように扱う関係とはどこか似てはいないだろうか。

泥酔して生きることもままならなくなった妻に対して「もっともっとだね」とどこまでも引き受ける夫たち。彼らはだめな妻、およそ性的欲求の対象にはなりえない妻を見捨てずにいることで「余裕」を身につけ自信を得てくる。妻が崩壊するのと反比例して、彼らはより正しく人間的な存在に上り詰める。雄太はもっともっと愛してよと頼む花の言うことを聞いてやることで「自分が偉い人間になった」という気分に満ちる。そして、大人になった気分で花を殴ってしつけたり教え込んだりする。

夫はアルコール依存症の妻が「かわいそう」だから、相手を世話し、雄太は花が「かわいい」から、殴り、セックスし、しゃぶり、めんどうを見る。どちらも相手は自分の手のひらの上で生きているだけであり、その気になれば握りつぶすことも可能な存在であることに変わりはない。だからこそ絶対に握りつぶして殺さないように注意深く手のひらの上でころがしその生態を目を細めて観察し続けるのである。「かわいい」ことも「かわいそう」なことも手のひらの上で踊らせていることに変わりはない。

花

花は肉付きのよいまるで子豚のような女の子として描かれる。その体は脂肪がついてよくはずみ、おそらく母親の手作りのおやつを欠かすことなく食べることでつくられた体である。「そういう経過を辿った末の間食」を食べてきた花に雄太はかじりつき、舐《な》め、吸う。

壊れそうで、かわいくて、まるで幼稚園児を引率している大人になった気分にさせられる。頭を撫《な》でてよしよしよい子だ、となだめてやる。シャンプーで髪を洗ってやることに熱中し、一心不乱に花を磨くことがこの上なく楽しい。

果てしなく花を幼い存在として扱い、愛玩《あいがん》するうちに雄太に育ってくるものがある。ひとつは暴力である。

花が自室にも「足場っていうの？　それ組んでよ」と頼む。組まれたパイプに物を置くためである。それを聞いた雄太は「かっとなり、思わず彼女を殴ってしまう。一度手を上げたら止まらなくなり、二度、三度と続けてしまう」。これ以後、花をしつけるために雄太はしばしば暴力をふるうようになる。花の体にはあざができ、殴られた後はごめんなさい、ごめんなさいと泣きながら雄太にあやまるのだ。

そんな涙でぐしょぐしょになった花を「叱った後には優しく慰めて抱いてあげるのが信条だ」とばかり雄太はいとしげに抱きしめ囁く。このあたりの描写は、ＤＶ（ドメスティック・バイオレンス）の夫が妻を散々に殴った後、あざのできた体をいとしげにさすり「こんなことお前にしかしないんだよ」と囁きながらセックスをするのと酷似《こくじ》している。もちろん全編が雄太という男性の目から描かれているため、花がいったい殴られることをどのように感じていたのかはうかがい知れない。まるでペットをいつくしむように、花の体を味わいどんどん子どもに返していくうちに行き着いた暴力は、「甘いメロンを喉に詰め込んで、いっそ殺してしまいたい」というかすかな殺意にもつながる。

先日、夕暮れの公園で遭遇した光景を思い出す。ペットを連れて散歩している女性が、排泄物をビニール袋に入れながら猫なで声で語りかけていた。そのうちに口調は変化し女性は激しくペットを叱責し始めた。きついメークの50代に思える女性は、まるで私という人間がそこにいないかのように手を震わせてペットだけを相手にしている。そこだけが異なる空気に満ちていて、通りすがりの私は見てはいけないものを見たような気がした。あの女性がペットの犬と交歓している様子には、雄太が花をしつけるために殴った暴力に通じるものがある。

もうひとつは花からの幼い要求にこたえることで生まれる「自分が偉い人間になった気」である。「もっともっと」と求められるままに、「解った、もっともっとだね」と引き受ける雄太はこの上ない「余裕」に満たされる。「自分が偉い人間になった気がして仕方ない。欲しくてたまらなかったものにようやく手は届いた。好きだ」という感覚を抱く雄太。花が大学生であるのに、まるで幼稚園児のようにすら思われる。

そのことで相対的に大人の位置にまで上り詰め、「自分の体の内から、何か温いものが絶えず湧いて、流れ出て行くのが解る。彼女に注いでも注いでも飽くことのないもの。部屋は安らかに満たされて行き、その完璧さを確信した時、彼は、帰り支度をして外に出る」のだ。この温かいものがいったい何なのか、注いでも注いでも飽くことのないものとは何なのか。さっと読めば思わず「愛情」と答えたくなるだろうが、果たしてそうなのか。こんな巧みな仕掛けをいくつも見つけることができる。

しかし花が妊娠したことで大きな転換が起きる。雄太は生むという花を殴り出産に反対する。花は「雄太の子供だよ、可愛がりたいじゃん。可愛がりたくて可愛がりたくて仕方がないんだよ」と決して泣かずに告げるが、雄太には理解できない。「殴って言うことを聞かせる意味」も失くなったと感じた雄太は、花といつのまにか疎遠になっていく。

それでも花との関係はけっこう長く続いたほうだった。

加代

さて雄太にとって花は帰るべき場所ではない。もうひとりの女性加代（おそらく41歳）の家が雄太の自宅である。不動産屋に勤務する加代の誘いで同棲を始めたふたりだが、明確なきっかけがあったわけではない。花はまったく料理などしないが、加代は仕事からまっすぐ帰り、念入りに料理をつくり食後には雄太の好きな季節の果物を出す。もやしのひげ根は取り去られており、西瓜の種はきれいに取り除かれている。洟《はな》をかんだティッシュペーパーはすぐさまゴミ箱に捨てられ、こぼした食べ物は布巾でふき取られ、射精した精液すらも拭われる。

彼の感じた不足は、不足と感じる前にすでに消え去ってしまう。加代が雄太に代わって雄太の不足を満たすからだ。彼がなんの不自由も感じないようにすることだけに加代は心を砕いている。「食べること。眠ること。セックスをすること。それらはもちろん、そこの隙間も細々とした世話で埋めて行く」加代のもとで、帰宅後は加代のなすがままにすべてをゆだねてしまう。どんなに外でつらいことがあっても、加代は雄太を抱きしめて言う。「あなたは悪くない。本当にひどい人たちね」と。加代の胸の中で雄太は味方はこの人だけだと思う。セックスに関しても加代は多くのことを教えた。すべて学ばせてくれたのだった。

雄太は加代との関係に満たされているはずなのだが、そのような世話をなぜか嫌だと感じている。しかし理由を考えるひまもない。そんな雄太を見透かしたかのように加代は言う。

「あなたは、私がいないと駄目なんだから」

この言葉はアルコール依存症者の妻たちからいつも聞かされてきたものだ。耳にたこができるほど「あのひとは私がいないと生きていけないんです」「私と別れたらあのひとは生きていけません」と彼女たちは私に語った。それは疑う余地のない確信に満ちた口調であった。

肝硬変の末期だと医師に診断されている夫を残して、2，3日休息のために家を空けることを妻たちは不安がる。酔った夫から殴られる日々を送っていても、彼女たちは夫を残して家を空けることができないというのだった。アルコール依存症の夫の命は自分が守っているという確信がそこにはあった。いくら罵倒され殴られて鼓膜が破れようと、夫の命は自分が支えているのであり、手を離せばこの男は死んでしまうに違いないのだ。彼女たちは夫から自分への絶対的依存を確信している。自分を苦しめてきたその夫は、今や自分に生殺与奪《せいさつよだつ》のすべてを握られている。夫の絶対的依存の対象になることが、妻をはるかに強くする。

世間からは思いやりの深い妻、情に厚い妻と評価され、夫の生命すら掌握できるようになる。これが忍耐とがまんによって彼女たちが獲得したものの総体だ。

介護の現場で見られるおぞましくも悲しい夫婦の姿とそれは似ている。長年夫のD

Vで苦しめられてきた妻が、夫が認知症になってから待ちかまえたように数々の復讐をするという逸話には事欠かない。アルコール依存症の夫婦は、暴力に彩られた夫婦の末路をわかりやすく示しているモデルである。

雄太のすべては加代が握っているのだった。不足、不自由は常に加代によって満たされ、いつも帰れば彼の形に空けられたベッドが待っている。加代の体と手によって外部で失ってきたものを雄太は補充する。加代は耳元で囁く、「誰も私の代わりになんてなれないのよ」。

このようにぞっとする場面を作者は淡々と描く。どこまで逃げても追いかけてくるような不気味さ、どうもがいてもこの女性の手の内から逃れることはできないかもしれないという絶望は雄太を深いところで蝕んでいる。しだいしだいに加代なくして生きられない子どもに仕立て上げられていき、一生これが続くのかもしれないとあきらめにも似た思いに襲われる場面は次のように描かれる。

「まるで子供をやり直しているみたいだ。ばかやろう、加代なんか大嫌いだ。殺してやる。口に出すと彼女は静かに言い返す。そんなことをしたらあなたが困っちゃうのよ、だから私は絶対に殺されないの」

圧巻としか言いようのない描写によって、加代の落ち着きは読者に恐怖すらもたらすだろう。しかし夫がアルコール依存症の妻たちはそんな落ち着きを示してなどいない。自分自身も傷つきながらぎりぎりのところで生きている。ただ夫の命を支える存在として、絶対的依存の対象であるという確信だけが自分を支えているのだ。それは夫の命を担保にした自信である。

では彼女たちと加代は異なるのだろうか。あくまで雄太の視線を通した加代のあの落ち着きなのであり、実は底の部分に何かをはらんでいるのではないだろうか。本編の終わり近くで、雄太との子どもを妊娠することをどこかで願っている（もしくは恐れている）加代の姿が妊娠判定薬の存在によって暗示される。ふたりで戯《たわむ》れながら、その実深く傷ついて涙ぐんでいるかのような場面も描かれる。雄太の目からはのうのうとしていてふてぶてしい女と描写されるが、あなたは私なしでは生きられないのだと雄太に暗示をかけることで雄太を引き止めているのかもしれない。

こうしてアルコール依存症者の妻の必死さと同様の必死さを加代の姿に感じてしまうのはまんざら深読みでもないだろう。なぜなら加代は40歳を過ぎており、ちっぽけな不動産屋で事務をこなすだけの、仕事の未来もないただの中年女性だからだ。若さと腕力では雄太に負けてしまう。だからこそ、すべての不自由を先取りし吸収することで雄太の未来を奪うのだ。絶対的依存の対象となるために、自分という存在なくして生きていけないのだという呪文を唱え、雄太を洗脳し続けるのだ。

加代と花

雄太という26歳の男性をめぐるふたりの女性との関係は入れ子のように描かれる。雄太は加代と生活しながら、そのいっぽう花の部屋で関係をもつ。

雄太は、もういい加減にしてくれ、と加代に言い残して新しい女のもとに行く。いつも加代の他に女がいるが、花はその中でも珍しく1年以上関係が続いた。なぜ加代だけでは不足なのだろう。あらゆる不足や不自由を満たしてくれる加代という存在が、なぜ新たな不足を生み出し花を求めさせたのだろうか。

寺内と高所恐怖症について語りながら雄太は言う。

「穴掘って基礎作ってる時は、早く材料組んで上行きてえって思うし、仮設まで行く頃には、下に戻って落ち着きたくてたまんなくなるし、そこにいるだけでいいって思えない。要するに、おれって、中途半端がやなのかな? 落ちるのも恐いし、下でしょぼくれてるのも嫌だ」

加代との、よく気がつき世話をしてくれる親のもとで暮らす子どものような生活。いっぽうで花という子豚のような女性との大人の男としての生活。どちらもが必要で、どちらかだけでは満たされない。鳶職の仕事ぶりにふたりの女性の間の揺れ動きを託して表現している言葉に、そう思われる。ではふたりの女性は単に雄太の中途半端さによって結ばれた存在だったのだろうか。ここでさらに寺内は花と加代の関係について慧眼《けいがん》を示す。

伏線として登場するのが、雄太のことを恐れている暴走族上がりの阿部という男性だ。彼が恐れている先輩が同じく雄太を恐怖していた。そのことから一目置いて機嫌をとろうとする阿部を見て、寺内が「恐怖の連鎖なんだね」と命名する。雄太はいたくその表現に感じ入り寺内に感心する。

ここで読者は加代、雄太、花の3者を連鎖として把握する視点を暗に提示されることになる。それが何の連鎖かについてはまだ適当な言葉が与えられてはいない。そのもどかしさの中でいよいよ雄太は加代と花との関係について寺内に語ることになる。真剣に耳を傾けていた寺内は開口一番こう言う。

「え？　おもしろいじゃないか、その話。で、加代さんて人は、誰に可愛がられてるの？」。読みながら私は虚を衝かれた思いがした。作者は読者のそんな反応を見透かしたように続ける。「雄太は絶句した。そんなこと、考えたこともなかった。て、言うより、いないだろ、誰かなんて」

本編のひとつの山場はおそらくこの場面だ。何かの連鎖によって3者がつながっているとしたら、加代はいったい誰によってかわいがられたのだろうかと、寺内は考えたのだ。花は親によって手づくりの間食を与えられるほどかわいがられていた。そして雄太からも「可愛がられて」いる。

そこで寺内はこう推理する。

「そう？　でも、前にはいた筈だよ、加代さんをうんと可愛がっていた人。きっと、どこかで断ち切られてしまったんだろう。溜ってたんだなあ、たぶん。雄太に会ったのは運命だったのかもしれないよ」

溜まった加代が雄太を求め、求められ世話をされた雄太が溜まっていたから花を求めた。これが寺内の推論である。しかし作者はいったい何が溜まったのかについては明言しない。もちろん性欲が溜まったという雄太らしい推測は一笑に付しながらである。

何が「溜っていた」のか？

加代はあくまで与える存在であり続ける。そのことは雄太にとっては素晴らしいことだったろう。しかしのちに気づく。「大切にしてあげる。そう言われた。嬉しかった。

彼女が嬉しがらせたいのは彼女自身だったのだと気付いたのは、ずい分、後のことだ」

このように、加代のケアは雄太のためではなく、実は加代自身のためであることを雄太は自覚することになる。

加代のケアを受けることは加代を満足させることになる。ケアを受け世話をされながら、実はそれが加代にサービスすることであり加代の世界を強化してしまう。このパラドックスに気づいてしまった雄太は、時として怒り嫌悪するのだが、それすらも加代の世界の懐を深くすることに加担する。反抗すればするほどもっと加代はやさしくなる。他の女のところに行く雄太にもやさしく上着を渡すのだ。

この底なしの世話とケアの世界にずるずると引きずり込まれていくにつれて、雄太はそこから脱出したいという思いに絶えず駆られるようになる。

いっぽう花は自分がめんどうを見てやらなければ不安になる存在であり、時には暴力をふるってでもしつけなければならない。花といると自分が偉くて大人になった満足感が得られる。雄太の描く花はまるでペットである。ペットの状態はしばしば飼い主の期待の投影にしか過ぎない。花が妊娠したとたんに雄太の関心を失ったのは、ペットは母であってはならないからだ。花は永遠に子どもでなければならなかった。

こうして述べてくると、溜まったものの輪郭がおぼろげに見えてくる。それは、他者から依存されたい、他者から必要とされたい欲求ではないだろうか。これらの欲求が満たされることは発達過程におけるアイデンティティーの確立に必要な契機でもある。しかしこのような教科書的表現は実につまらない。

むしろ依存され必要とされることで満たされる、どこか悪魔的な支配欲求ととらえるほうがリアルだ。自分に依存する他者の欲求などどうでもいい。自分の欲求充足こそ先決なのだ。依存の対象となることでその他者を支配する快楽によってそれは満たされる。よく見れば加代の世話も雄太のかわいがり方もきわめて暴力的ではないだろうか。雄太の場合は実際に花を殴っている。あざができるほど殴ってそして慈しみ抱きしめる。加代のケアは殴ることはないが雄太をまるごと窒息寸前まで飲み込んでしまう。

ふたつの支配

類型化すれば雄太から花への支配はどこかＤＶ（ドメスティック・バイオレンス）に通じるものであり、加代から雄太への支配は家庭内暴力を誘発する母親の支配を想起させる。

後者の支配はなぜ生まれたのだろうか。加代をかわいがってくれた人がどこかにいた、と寺内が述べているが、果たしてそうだったのだろうか。作者の表現はそのあたりをさらりと描き、かわいがられる連鎖の表現とも受け取れる余地を残している。それはどこか読者へのやさしさなのかもしれない。

DVに見られるような、雄太が花にやったように殴ってしつける、思いどおりにするために殴るという行為は紛れもない支配だ。しかし相手を自分に依存する存在にし向けていくのも支配の一形態といえないだろうか。しかも自分がいないと生きられない存在へと対象を幼児化させ無力化していく支配は、しばしば世話やケアや愛情行為と見紛《みまご》うことになる。

加代が誰かにかわいがられたから溜まったものを雄太で満たしたとすれば、どのようなかわいがられ方だったのだろうか。

私は加代が殴られるほどかわいがられていたと想像してみる。端的に言えば加代はDVを受けていたのだと。殴られることで(それは花もだ)何かが自分から奪われる。何かが壊れる。専門書に書いてあるようなDV被害には収まりきらない何かが崩れる。ひとりの存在を支えるネジが少しゆるんでいくような、まっすぐ立っているのに背骨のどこかにゆがみが生じるような、そんな感じとでも言えるだろうか。

加代はだから、かわいがられることを恐怖する。殴られることでしかかわいがられないとしたら、誰かをかわいがるしか性的つながりをもつ道は残されていない。自分がこのようにされたかった、このように依存したかったという方法を、すべて雄太という年下の男にやり尽くすことで加代は満たされる。雄太に必要とされる存在になることで、殴られ罵られることで崩れてしまった自分を立て直すことができる。

もし私の想像が当たっているなら、年下の、貧しく不安定な男から必要とされる存在になることへの加代の渇望、絶対に自分を捨てることのない、どこまでも自分を必要とする存在に雄太を仕立てていく必然は十分に納得がいく。育てるためでなく、退行させていくための数々の世話とセックス、これらは無上の喜びであったに違いない。殴られたから殴るなどという単純で野蛮な支配を連鎖させるわけではない。

幸か不幸か女性は殴ることで他者を支配するほどの腕力をもたない。かわいがられるほどある男から殴られた加代は、同じ男性である雄太を無力化させ依存する存在として飼うことで支配する。西瓜の種を取り、ベッドの中で精液を拭うことによって、私を離れては生きていけないのよとつぶやくことで、支配する。こうして加代は生き直す。

共依存とDV

加代から雄太へのこのような支配を共依存と呼ぶ。ケアする男たちとジェンダーは逆であるが、加代が圧倒的に年上であることから可能になる関係である。経済力をもたない女性が行使できる支配は、女性に与えられたケアと世話という特権をくまなく利用することでしか実現されない。性的な関係を抜きにしていえば、しばしば母親が子どもに対して行使するさまざまな愛情行為と似ている。

対象を自分なくしては生きられなくしていくこと、依存されたい欲求を満たすこと、これらは暴力で相手を屈服させるよりはるかに隠微《いんび》で陰影に富んだ快感をもたらしてくれるだろう。雄太がそのような支配から逃れて求めたのが花であり、その関係がもうひとつの支配であるDVに帰結したことは象徴的である。DVから共依存、共依存からDV。加代・雄太・花は支配の連鎖によってつながっていく。

加代からの共依存的支配によって窒息しそうになったとき、雄太は花をおやつとして食べる。花は母親の手づくりのおやつを食べて育った。寺内も饅頭《まんじゅう》をおやつとして食べる。あちこちにおやつ（間食）が何かの象徴のように配置されることで、実はこの上なく恐ろしい作品がどこかほのぼのとした味わいをもつという錯覚を起こさせている。

第五章 「冬のソナタ」は純愛ドラマか？

２００８年関西空港到着後の彼は、カメラ目線で笑顔をふりまいている。漆黒の髪は長く、襟もとからのぞく見事な大胸筋は、優美な顔立ちと不釣合いなほど盛り上がっている。女性週刊誌の表紙を飾ったその写真の彼の顔や肢体に惹かれて思わず買ってしまった女性は多かっただろう。今やすっかり定着した感のある韓流ドラマは、このひとペ・ヨンジュン、いやヨン様を措《お》いては語れない。都内にオープンした彼の経営する高級韓国料理店は一時は大盛況で、ペ・ヨンジュンの学会（ヨンヨン学会という）までできた。「太王四神記《たいおうしじんき》」（２００７、韓国ＭＢＣ、その後ＮＨＫで放映）は高い視聴率を誇り、眼鏡なしのペ・ヨンジュンを堪能できた。彼の人気はもはや一時のブームの域を超えて、しっかりと日本に定着した感がある。ミーハーな私は２００４年のブームがピークのときに、ご多分にもれず冬ソナにはまってしまったおかげで、美しくたくましい綺羅星《きらほし》のごとき他の韓流スターたちをもじっくり愛でることができた。

なんという幸運だったろう。彼らの美について詳細に述べることは何より楽しい作業だろうが、ここではとりあえず割愛することにしよう。

それよりも先に述べたいことがあるからだ。本章では、ブームの先鞭《せんべん》をつけたペ・ヨンジュン主演の「冬のソナタ」（２００２、韓国ＫＢＳ、その後ＮＨＫで放映）における恋愛について、特に男性から女性に対する愛し方について考察してみたい。私も含めて多くの中高年の女性を熱狂させたあの「純愛」を少しだけ解体してみたい。そのために少々場違いな感じのする「パターナリズム」という言葉を用いることにする。Paternalismとは父親的温情主義、父権主義、父権的干渉主義などと訳される。本人の意思にかかわりなく、本人の利益のために、本人に代わって意思決定をすることを意味し、父と子の間のような保護・支配の関係を指す。冬ソナ的純愛とパターナリズム、そして共依存。この３つはいったいどのようにつながっているのだろうか。かつてヨン様ファンを自認していた私にとって、ちょっとだけ残酷な自己省察の試みとなるのかもしれない。

無国籍・非歴史的ドラマ

「冬のソナタ」の大ヒットによって、２００４年を出発点とする韓流ブームは、中高年女性がファン層の大多数を占めることから注目を集め、多くの評論・論考が著《あらわ》されることになった。私もひとりのファン当事者として、ムーブメントを支える中高年女性とその家族について小論を書いた。[注1]

韓国映画は、「われらの歪んだ英雄」（パク・ジョンウォン監督、１９９２）、「風の丘を越えて―西便制―」（イム・グォンテク監督、１９９３）といった韓国の歴史の一断面を鮮烈に切り取った名画から、南北対立を正面から扱いながらアクション映画として成功した「シュリ」（カン・ジェギュ監督、１９９９）、「ＪＳＡ」（パク・チャヌク監督、２０００）までバラエティに富んでいる。最近では「僕の彼女を紹介します」「恋する神父」「猟奇的な彼女」などの軽妙なラブコメ、「ほえる犬は噛《か》まない」（ポン・ジュノ監督、２０００）、「春の日は過ぎゆく」（ホ・ジノ監督、２００１）などどこか小津を思わせる日常生活を描く静謐《せいひつ》な作品群が日本でもヒットしている。韓国映画の特徴のひとつに激しい暴力場面がある。犯罪の取り調べや独裁政権下の激しい拷問場面などは正視できないほどだ。ラブコメにおいてすら、女性から男性に対する暴力（といってもかわいいものなのだが）が描かれている。徴兵制の国であることと暴力への親和性は無関係ではないだろう。近年の日本映画に暴力シーンがきわめて少ないのと好対照である。映画に比べると、日本に輸入される韓国のテレビドラマは定型的だ。一説によると日本のテレビ局はできるだけ政治的色彩の少ない作品を選んで輸入しているのだという。確かに「白夜」(1998、韓国SBS)、「砂時計」(1995、韓国SBS)など、南北分断や光州《クアンジュ》事件を題材としたドラマは日本で放映されてはいない。この2作品をレンタルDVDで見て、そのシリアスなできばえに驚いたことを覚えている。韓国では驚異的視聴率を誇ったという。

それらに比べると「冬のソナタ」には際立った特徴がある。識者がすでに指摘しているように、非歴史性、非社会性、無国籍性が徹底されているのだ。[注2] ユジンの父の墓やユジンが豆腐チゲをつくるシーンがなければ、いつの時代のどこの国なのかがまったく理解できないだろう。一生懸命主人公の年齢から親の年齢を逆算してみたら、親たちは光州事件のころに高校生であったことが判明した。監督ユン・ソクホは意図的にそうしたのであり、何より暴力シーンを登場させないようにしたかったと雑誌のインタビューで述べている。例外は、ドラマの最初、まだふたりが高校生のころに酔っ払いにからまれたユジンを救おうとしてチュンサンがけんかをする場面、ミニョンが激昂してサンヒョクに殴りかかり、ユジンが止めるにもかかわらず顔を殴ってしまう場面だ。それも現在進行形で殴る行為は映さず、ユジンに抱きかかえられたサンヒョクが口の端から血を流していることで、それと想像できるという表現方法をとっている。

人気場面のシナリオ

冬ソナ言説と名づけてもいいほど、多くの人々がこの熱狂ぶりについて評論し、関連本も出版された。では中高年女性のファンは冬ソナのどこに惹かれたのだろう。言い尽くされたように純愛なのだろうか、それとも結ばれそうで結ばれないあのハラハラドキドキ感にはまったのだろうか。『冬のソナタ―完全版1～4―』（キム・ウニ／ユン・ウンギョン、根本理恵訳、ソニーマガジンズ、２００４）を参考にしながら、具体的セリフからその吸引力を探ってみよう。

ひとことでいえば、ふたりの男性とひとりの女性をめぐる親子二代にわたる愛憎劇なのだが、大雑把なあらすじを述べよう。親世代の女性は自分の愛する男性に捨てられ、絶望して湖に身を投げる。それをもういっぽうの男性に救われ、彼は彼女を愛していたことから関係をもつ。たった1回の関係により身ごもって生まれたのが、ペ・ヨンジュン演じるチュンサンである。ピアニストである母は、父は死んだ、名前は言えないとその存在を隠し続ける。子世代のドラマは母が息子の人生と記憶を思うがままに操作したことに端を発し、ペ・ヨンジュン扮するチュンサン（ミニョン）も実は母の犠牲者なのである。奇しくも3人の子どもたち、ユジン、サンヒョク、チュンサン(ミニョン)が再び相似形のドラマを展開することになる。

ユジンと出会った当時のチュンサンの口調はかなりぞんざいである。「おまえ」と呼びかけ、命令口調の会話も多い。

「ああ、おまえに言ったこと、おまえとの約束、すべて嘘だ。これで満足か?」

しかしその命令口調もふたりが親しくなるにつれ微妙に変化していく。全編を通してのキーワードのひとつ「ポラリス」(北極星)についてチュンサンからユジンに初めて語られる場面がある。ポラリスはネックレスとしてのちにユジンに贈られ、ミニョンの車にも登場し、ユジンの仕事場の名前にもなる。

「いや、ポラリスの位置は絶対に変わらない。だから、どこにいてもすぐに見つけられると思うよ。(ユジンを見て)これからは道に迷ったら、まずポラリスを探すんだ。いつもあの位置にあるから」

冬ソナのシナリオが優れているのは、よく練られた詩的表現が多いことと、それが必ず何かの隠喩《いんゆ》になっている点である。ポラリスというのはふたりの関係の定点を象徴していることはいうまでもない。チュンサンは、まるで高校生らしくない教え諭《さと》すような口調である。それも高圧的ではなく、嚙《か》んで含めるような言い方である。実は同一人物なのだが、記憶を植え替えられて別人格として育てられたミニョンは、おそらくチュンサンと差異化をはかるために、さらにソフィスティケートされた丁寧なものの言い方をする。

（ユジンがとある場所〔夜のスキー場〕に座りこんで泣いていると、〔携帯〕電話が鳴る。電話に出るユジン。）

ユジン「ミニョンさん……」

ミニョン「ユジンさん、今どこですか？　そこはどこなんですか？」

ユジン「よくわかりません……（見回して）私にもよくわかりません」

ミニョン「そこから動かないでください。僕が行きますから。僕が捜しに行きますから。わかりましたね？」

＊

（雪原の中、ミニョンの後からユジンがついていく。降雪機が大きな音を立てて動いており、真っ白な雪が雨のように降っている。）

ユジン「どうしてここに？」

ミニョン「ユジンさんが来たかったのは、こんなところじゃありませんか？」

ユジン「?」
ミニョン「ユジンさん、今、泣きたいと思ってますね?」
ユジン「……」
ミニョン「泣くにはここがいちばんいい。誰にも聞こえませんから」
ユジン「……」
ミニョン「……さあ行って。思いっきり泣いてください。ユジンさんの泣き声は全然聞こえませんから、思いっきり泣いてください。いいですね?」

ファン投票でベストテンに挙がった名場面だけあって、私も何度読んでも涙ぐんでしまうのだが、気をとり直してミニョンの会話の特徴を見てみよう。たえず質問を重ねユジンに念を押しながら、結論はミニョン自身が出している。それもソフトに敬語を用いながらである。また主語はたえずユジンになっている点にも注目しよう。つまりミニョンがユジンの気持ちや考えに入り込み、代弁し、ユジンに成り代わって判断しているのだ。それも確信に満ちてである。画面にはペ・ヨンジュン扮するミニョンの柔らかでしかもゆるぎない表情が映し出されるので、押しつけがましい印象など受けない。視聴者がユジンに同一化すればするほど、ミニョン、いやペ・ヨンジュンが自分に入り込んで判断を代行してくれる気分になる。さあ、僕の船に乗り込んでしまえばいいんですよ、という誘惑がそこには満ちている。その誘惑に乗ってしまうか、それとも陳腐な口説き文句に過ぎないと思うかによって冬ソナにはまるかどうかが分岐するだろう。

（ライトだけが煌々《こうこう》とついているが、閑散としているスキー場。ミニョンとユジンが黙って並んで歩いていると、突然、ミニョンが自分のマフラーをはずしてユジンの首に巻く。ユジンは困惑してそれを避けようとするが――）

ミニョン「（笑って）じっとしててください。寒いから」

ユジン「……」

ミニョン「生きていると、いつもわかれ道に立たされている気がします。こっちの道に行くべきなのか、それともあっちの道に行くべきなのか……決断しなければなりません」

（話しながらマフラーを巻き終えると、そっとユジンの手を取るミニョン。ユジンは手を引こうとするが、ミニョンはその手を離さずぎゅっと握り締める）

ミニョン「決めかねたら、引っ張られるほうに行くのも悪くありません。今みたいに」

ユジン「……」

＊

（スキー場の一角〔夜〕……ユジンがあてもなく走っている。後ろから追いかけてくるミニョン。ミニョンがようやくユジンを捕まえ、こちらを向かせる。ユジンの目には涙が光っている。ミニョンはユジンの顔をしばらくじっと見ていたが、やがて強く抱きしめる。）

ミニョン「（心に決めたように）もう放しません。どこにも、誰のところにも行かせません」

（そっと体を離して、ユジンの顔を手ではさみ、じっと見つめるミニョン。ユジンに言い聞かせるように静かに語りかける。）

ミニョン「僕についてきてください」

ユジン「……」

ミニョン「答えて。これからは僕についてきてください」

なんだかフランス映画のような会話だが、丁寧で控えめに見えて、実は臆面もない押しの強いアプローチである。ファンの女性はこんな言葉を待ち望んでいたのだろうか。それとも思いもかけない渇望感を突如呼び覚まされたのだろうか。いっぽうのサンヒョクは、高校時代はチュンサンに、その10年後にはミニョンに初恋のひとユジンとの関係をおびやかされ続ける存在である。冬ソナのドラマの中心は、チュンサンとユジンのカップルというより、ふたりの男性サンヒョクとチュンサンの繰り広げる争い、競い合いや葛藤にある。彼の発言も負けてはいない。

（〔チュンサンとユジンが異母兄妹らしいことが発覚〕ユジンとサンヒョクが車の中に並んで座っている。）

サンヒョク「チュンサンのことで君が苦しんでるのは、わかってる。永遠に忘れられないだろうってことも。でも、君とチュンサンが結ばれない運命なら、僕が君を守ってあげたいんだ」

ユジン「サンヒョク」

サンヒョク「チュンサンを忘れろとは言わない。ただ、君がつらい時、一人で抱えこまずに僕を頼ってほしい。僕が望むのはそれだけだ。君が一人で苦しんでる姿を見たくないんだ」

「僕が君を守ってあげる」というサンヒョクの言葉は、第三章に登場した「ケアする男たち」を想起させる。彼らは酔って無力化した妻を守り、救おうとしたのだった。「忘れろとは言わない」とはチュンサンを忘れなくてもいいという許可であり、命令である。サンヒョクはユジンの記憶に対する許可を与える存在としての自分を疑ってもいない。「苦しんでる姿を見たくない」（！）というのも、よくよく考えれば思いやりに満ちているようで、結構勝手な思いである。要するに「僕を頼ってほしい」ことの誘い水に過ぎない。それ以外にも引用するのがめんどうになるほど「ユジンを苦しめたくないんだ」という言葉が繰り返し登場する。ミニョンと比べるとサンヒョクの語彙《ごい》や表現力はかなり直截《ちょくせつ》的であり、パターナリズムの特徴をよく表しているが、洗練度においては明らかに劣っている。作者ふたりは若い女性であり、このあたりは意図的に書き分けているのだろう。

「幸せにします」競争

ふたりの男性は、ユジンを獲得するために競うのだが、僕のほうが魅力的だ、僕のほうが地位やお金がある、といったことで競うのではない。まして力ずくで「僕についてくるんだ！」などと命令するわけではない。別れるときですら、「僕のためだ。僕のためにそうしてくれ。僕のために、君が幸せになれるように努力してほしい」とミニョンは言う。「サンヒョクなら君を幸せにしてくれると思うから、言ってるんだ」。よく読むとわけがわからなくなるような発言だが、ふたりの男性が競っているのは、「どちらがユジンを幸せにできるか」についてであると考えれば納得がいく。基準が相手（ユジンという女性）という外部にある点で、これは欧米の情熱的恋愛の常道に他ならない。

この競争が成立するには、ユジンを守り、幸せにするのはユジン自身ではなく他者であること、何が幸せかの判断力がユジンには欠けていることが条件となる。つまり主体的に「私はミニョンに守ってほしい」「私が幸せになるにはサンヒョクが必要だ」などと決めることができない女性でなければならないのだ。ユジンに最初からそれができればそもそもこのドラマは成立しなくなってしまう。

そんなユジンの主体性の欠如はドラマ上はやさしさとして描かれるが、裏返せば判断力不足とある種の鈍感さともいえる。韓国のラブコメ映画のヒロインのキャラもどこか似通っている。気が強く、しかし愚か・危なげ・頼りなげで、そして美人、という三拍子がその条件になっている。まるでドラマ冒頭の高校時代のユジンそのもの/である。子どものように自分の感情に忠実でありながら、重要な局面になると相手の要求を拒むことができず、結果的に多くのひとを傷つけてしまう。そのことに衝撃を受け、自分を責め涙を流し苦悩する。全編ほとんどユジンは涙を流しっぱなしであり、演じるチェ・ジウは涙の女王とも呼ばれている。その苦悩ぶりと涙によって、ユジンはふたりの男性からさらなる庇護や保護をかち得ることになる。そして……と続くこの循環的ドラマトゥルギーが3人をつないでいる。

「あなたのため」というパターナリズム

ミニョンがユジンを方向づけるときの確かさ、自信はどこに由来するのだろう。この船に乗りなさいと誘惑するゆるぎなさは何に根拠づけられているのだろうか。それは彼の容貌や才能に拠《よ》っているわけではない。自分の判断がユジンにとってもよいことに違いないという、いや自分の考える以外にユジンの幸せなどありえないという確信に依拠しているのだ。そして、自分の幸せが何かをユジンは「知らない」。だから「知っている」ミニョンがユジンを導き、保護し、幸せにする義務と権利が発生する。ミニョンがユジンの判断、考えを代行することにはなんの不思議もない。同様の関係は「知らない」ユジンと「知っている」サンヒョクの間にも成立する。「知らない」

ユジンと「知っている」ミニョンとサンヒョクという対比が、世にも美しい冬ソナのドラマの屋台骨になっている。

医療現場における医師と患者との関係に注目することからパターナリズムという言葉は生まれた。[注3]それは世話やケアといった強者から弱者への行為一般に用いられる。パターナリズムの特徴は次の2点である。

1、自己と対象の意思を同一視することから成立する。

2、その行為は善意・良識に従ったものである。

つけ加えれば、世話やケアの対象は無知であり判断力を欠くことが前提とされており、世話やケアする側はそれを有しているのだ。そこに発生する非対称的な関係、つまり権力が含意されている。医師と患者、専門家と素人、親と子、夫と妻、男と女の関係にもパターナリズムを見てとることができる。もちろん上記のユジン対ミニョン・サンヒョクの関係もそれに含まれるだろう。

では同一視された側（ユジン）はどう感じるのだろう。ミニョンの意思と自分の意思にまったくズレがなければ何も問題はない。もしそこにズレが感じられれば、同一視されたことはこの上ない侵入であり、誤解であり、ひとりよがりと感じられるだろう。ところが相手は善意や良識（この場合愛情）に従っているので、それに抗《あらが》うことは自らの非常識となってはね返り、さらに相手を傷つけてしまうかもしれないという配慮をよび起こす。ユジンの言動にはときどきサンヒョクからのパターナルな押しつけに対する反抗が見られるが、いつもそれは「ユジンのためなんだよ」という決定打によって鎮圧される。

いっぽうミニョンの言葉は、すでに引用したように主語をユジンに設定することでユジンの自己選択を予知しているかのような誘導に満ちている。一見パターナリスティックには思えないが、よく読めばそれがさまざまな勧誘に使われる論法であることに気づかされる。「あなたはすでに結論を出していますね」といった落ち着いた断定は相手の迷いをふっ切り、こちらに判断を委ねるように作用する。サンヒョクよりずっと狡猾《こうかつ》で洗練された方法である。これもまた相手を無知な存在として扱う点でパターナリズムといっていいだろう。パターナリズムは家族における温情的父親の態度に模《も》して語られるが、冬ソナでもふたりの男性はユジンに対して、時にはひざまずき敬語を使いながら、時には庇護し諭しながら、実にパターナルな態度を示し続ける。「君を守るのは僕だけ」「君をしあわせにしたいのだ」と言い続けながら。

冬ソナのシナリオをこのように精読すると、哀切な純愛ドラマの裏から別のドラマが浮かび上がってくる。反論を封殺する切り札を用いながら、無知で幼い（これは純真であることと同義である）女性の獲得をめぐって争うパターナリスティックなドラマである。そしてそのドラマは、暴力を使わないぶんだけ言語優位で粘着的で湿度が高い。

「共依存」とパターナリズム

パターナリズムのふたつの特徴は、これまで共依存として定義してきた内容と大きく重なる。

「自分の食べるぶんくらい自分で稼がなければ人間として恥ずかしいだろう」と子どもに説教する親は自分の無謬《むびゅう》性を信じきっており、愛情から発言していることを疑わない。子どもの受け止め方と自分のそれを同一視しているからだ。カウンセリング場面で出会う親たちは図式的なほどパターナリスティックである。そんな関係性の果てに、娘が摂食障害を発症したとしよう。親たちはそれが愛情だとばかりに説教を繰り返し、効果が現れないとますますその価値観を強化し、結果的に事態が悪化してどうしようもなくなってしまう。カウンセリングに訪れる親たちはたいていこの状態におちいっている。正しいと思うことを言ってきかせ、娘のためにと思って説教することが毎日の習慣となっており、身動きできなくなっている。このどうしようもなく苦しい関係性に対して私は共依存という言葉を与えることにしている。何ひとつ間違ったことはしていないはずという親の信念にこうして亀裂を入れるのだ。パターナリズムという言葉は、心理学の用語ではないので使うわけにはいかない。子どもの問題で困っている親たちにとって、共依存という言葉は思ったより受け入れやすいようだ。三文字のシンプルさと依存というなじみの言葉が、それに貢献しているのかもしれない。

アルコール依存症者の妻をアディクションの援助者たちは「共依存」と呼んだのだが、それはパターナリズムと同義なのだろうか。親から子への共依存をパターナリズムと連続させることに抵抗はないだろう。しかし彼女たちは時に暴力を受け、生活費も絶たれ、耐え忍んできたのだ。飲んで自らを無力化させる夫たちにケアを与え続けてきたのは、ジェンダー規範に沿った行為であり、それ以外の選択肢は許されなかったのだ。

飲んだ夫を捨てることがいかに困難かは多くの離婚した女性たちへのバッシングを見れば明らかだ。そんな彼女たちに残された夫に対する唯一の支配（力の行使）が、ケアを通した夫の無力化（幼児化）である。共依存とそれを呼ぶならば、ケアの与え手役割という社会通念を遵守した、たったひとつの夫へのリベンジであるという注釈が必要だろう。ケアの与え手役割が社会的に強制される性かどうかによって、妻から夫へのケアと夫から妻へのそれとは区別されるべきだと思う。むしろ後者のほうを共依存と私は呼びたい。その場合の共依存はパターナリズムと同義であることはいうまでもない。アルコール依存症である妻に対する夫のまなざしの中に、冬ソナのチュンサンやサンヒョクと同様の輝きを感じてしまうことがあるが、それはこのような理由からだったのだ。

冬ソナファンと共依存

ではなぜ日本の冬ソナファン（ヨン様ファン）はパターナリスティックなドラマにはまってしまったのだろう。こう書きながら、なんだか身も蓋もないことを言っているのではないかという気がしてくる。ペ・ヨンジュンのような美しい男性から「あなたは泣きたいんですね」と言われれば、泣きたい気分にもなるだろう。「迷わずついていらっしゃい」と言われれば「はい」とユジンのように足跡をたどってついていくだろう。ユジンに自分を同一化すれば、この上なく甘美な世界に浸ることができる。それで十分ではないだろうか、と。しかしそこからもう一歩進めなければならないという気がしている。

ファンである私は振り返ってみる。遠い昔、少女時代に幾多の物語に耽溺したこと、思春期の一時期白馬に乗った王子様にあこがれ、胸をときめかせたことなどを。冬ソナがその感覚を再現させてくれたことを否定はしない。しかしそれは純愛などと美化されるものなのだろうか。初恋の思い出などと頬を赤らめるほほえましいものなのだろうか。

当時、少女が読む本は今とは比較にならないほど限られていた。吉屋信子の作品、アンデルセン童話、そして手塚治虫の漫画など、戦後民主主義教育の勃興期であった昭和20年代から30年代は、少女たちにプラトニックな異性との関係を夢見させるに十分な作品ばかりが満ちていた。私たちはほぼ選択の余地なく純愛幻想を刷り込まれて思春期を送った。成人後、純文学といわれる作品に耽溺したものの、半ば身体化されたかのような純愛への憧れは決して消滅してしまったわけではなかった。異性への関心の根底に横たわるそんな指向性は、愛と性と結婚が三位一体であるとするロマンティックラブ・イデオロギー（ＲＬＩ）の信仰へと結実し、当時の女性の就職難も相《あい》俟《ま》って恋愛結婚へとなだれ込んだのであった。それ以外の選択肢はほとんどないに等しかったのだ。

彼女たちは、妻として母として生きながら、長い結婚生活を経るうちにＲＬＩの虚構性を身をもって経験したのだろう。しかしそれを否定や破壊することはイデオロギー信仰を捨てることであり、どことなく敗北するのに似ている。そんな女性たちは、思春期のころに刷り込まれ身体化された幻想を冬ソナによって呼び覚まされたに違いない。少女期からの甘やかな幻が賦活《ふかつ》されたところで、現実の空洞化した結婚生活が否定されるわけではない。むしろテレビ画面で繰り広げられる仮想現実によってＲＬＩは強化され、現実への直面が緩和されるのだ。

でもファンの女性たちはどこかでそんな自分を恥ずかしいと感じている。それは年甲斐もなくヨン様に熱狂しているからではない。ユジンのようになりたいと望むことが、パターナリズムに身を任せることだとどこかで気づいているからだ。ＲＬＩが実はパターナリズムと表裏一体であることへの自覚があるからこそ、それにやすやすと身を任せることへの羞恥《しゅうち》心が生まれるのだ。パターナリスティックな世界に親和性をもっていることを彼女たちはどこかで隠蔽《いんぺい》したいのだ。

韓流の舞台装置はそのような羞恥心を見事にカバーしてくれる。韓国という舞台、そして韓国語という言語が非現実性を高め自らの熱中の虚構性を保障する。虚構性によるカリカチュアライズを利用することで彼女たちは恥ずかしげもなく進んで熱中し、ペ・ヨンジュンファンであることを誇示することができる。

冬ソナのファンと、夫がアルコール依存症である妻。この女性たちはどのようにつながっているのだろうか（もしくはいないのだろうか）。前者の女性たちは、ユジンと同様にパターナリズムの恩恵を受け、温情を受ける立場に同一化している。それは白馬の王子様幻想・ＲＬＩに身を任せることである。いっぽう後者は現実の結婚生活において徹底的に幻想を破壊されている。そしてケアの与え手役割を通して夫を幼児化させ支配する。それはパターナリズムの権力行使にそっくり似せた支配の行使である。ＲＬＩの果実を味わうことができなかった恨みによるリベンジかもしれない。子どものように甘えたかったのにそれがひとときも許されなかった彼女たちは、夫を子どもとして扱うことで夫の甘えを受け入れ、幼児化させることで絶対的依存の対象となり夫を支配するのである。それを共依存と呼ぶにはあまりに痛々しい。私はそんな彼女たちの言動を生き延びるためのサバイバルと呼びたい。

両者の根底にあるものはパターナリズムに裏打ちされた白馬の王子様・ＲＬＩの幻想である。壊れたはずなのに先祖返りをして熱中するのか、それとも壊した存在（夫）に対するリベンジにそれを利用するのか。アルコール依存症者の妻たちが携帯の待ち受け画面にヨン様の写真を使うように、双方をかけもちすることもできるだろう。でも、どちらが好ましいなどと評価することはできない。今ある現実をとりあえず生きるための方法なのだろうから。しかしできるならば、彼女たちが首までつかったＲＬ

Iをほんの少しでもいい、自覚してほしいと思う。なぜミニョンの言葉、それを語るペ・ヨンジュンの姿に胸が打ち震えたのかを振り返ってほしい。それでもなお、美しいものは美しいのだから。

第六章　母の愛は息子を救えるか？

共依存のグループカウンセリング（KG）

カウンセリングセンターには、おおぜいの母親が訪れる。問題はさまざまで、子どもの年齢も10代から40代まで幅広い。息子や娘の薬物依存、ギャンブル依存、浪費癖、暴力、引きこもり、うつ、摂食障害などだ。よく見ればひとりずつ顔が違うように彼女たちの抱える問題は個別的だが、子どもに対するなんともいえない熱情、それと拮《きっ》抗《こう》するほどの深い孤立感はほとんどの母親に共通している。

それまでの長い年月の間に習慣化し固定化されている関係に変化を起こさなければ、問題は解決できない。母親たちへの援助は子どもに対する日々の言葉かけや金銭の与え方など、具体的な方法の提示から始まる。さらに今後の見通し（将来への希望）を示し、何より両親である夫婦間の協力態勢を堅固なものにしていくように指示する。

具体的で指示的なカウンセラーの態度は、一般的なカウンセリングに伴うイメージとは大きくかけ離れているだろう。なぜなら家族の中で一番苦悩している母親こそ変化する可能性がもっとも高く、母親の行動に変化を起こすことで、家族全体にその変化を波及させることができるからだ。これらの援助を介入と呼ぶ。介入を行うためには、個人カウンセリングよりグループカウンセリングのほうがはるかに効果が上がる。「共依存のグループカウンセリング」、略してKGが母親たちのグループの名前である。

逃げる父親

父親がカウンセリングに訪れることは稀《まれ》だ。彼らは「子どものことはお前にまかせたじゃないか」という性別役割分業的育児観を表向きの理由にするが、「たぶんカウンセラーから叱られるのがいやなんでしょ」と妻たちの鋭い観察は容赦がない。どこかで子どもの問題に負い目を感じているからなのか、それとも単にめんどうくさいのか、仕事が忙しいのか。いずれにしても来所する父親の数は、母親の1割から2割にすぎないのが現状である。

引きこもりを例にとろう。多くは不登校から始まり、20代を迎えても自宅から外に出ない、アルバイトもしない、といった経過をたどる。その多くが男性で、長い例になると20年近くが経過している。その間母親たちはなんとか息子を家から出そう、仕事に就かせようとあらゆる努力を試みている。それをいくつかのパターンに分けてみよう。①いつかは動き出すことを期待してひたすら待ち続ける、②本人の自覚を促すためにいろいろなバリエーションのお説教を繰り返す、③強引に精神科を受診させたりさまざまなカウンセリング機関に連れて行ったりする、などである。①〜③がミックスされていたり、あきらめきって放置している例もある。

では、父親はいったいどこにいるのだろう。母親の悪戦苦闘のドラマの中に父親の影は見えない。引きこもり当初は「しっかりしろ」「甘えるんじゃない」と説教し、時に暴力をふるうこともあるが、長期化するうちに徐々に変化していくようだ。母親の口から語られる内容から父親の対応を推測してみよう。パターン化すればこうだ。

①「お前の育て方が悪かったからこうなった」と妻を責める（それでいて息子の前ではご機嫌を取り無難な態度に終始する）、②妻や息子と直接対峙することなく仕事やゴルフを口実に不在の父に徹する、③息子の人生に早々に見切りをつけ現状を放置する、などだ。もっと手の込んだものを紹介しよう。ある父親は妻のAさんにこう言う。「俺たちが死んでも息子が餓死することがないように、それだけのものは用意しておけ」。別の父親は「定年後はハワイで息子とゴルフして暮らすことに決めた。お前は日本で

好きなことをしろ」と言う。「あきらめるんですか」と妻のAさんが詰問《きつもん》すると、「あいつはもうだめだ、誰が見ても使いものにならんだろう」と答えたという。Aさんはカウンセリングの場でこの話をしながら涙を流した。その場では言葉も出なかったが、ほんとうは夫に「あなたのやっていることは息子の可能性を切り捨て飼い殺しにすることではないのか」と言いたかったのだ。一定の社会的成功を収めている父親ほどこうして息子を残酷に切り捨てる。

これら父親の態度には共通するものがある。それは逃避である。自分の分身であり、自分のDNAを濃厚に引き継いでいる息子がこうして引きこもっているという現実を、直視することができない。それを見すえることで彼ら自身が否定され、深く傷ついてしまうのだ。だから否認し、早々にあきらめ、妻に責任転嫁をする。……こうして彼らは家族から巧妙に逃げ、現実は母親だけに重くのしかかる。

殴られる母とそれを見る子ども

数年前にカウンセリングにやってきたBさんについて述べよう。61歳の彼女は30歳を迎えた次男の引きこもりで困っていた。それまでも何人かの専門家（精神科医やカウンセラー）を訪れて相談してはいたが、子ども本人が足を運ぶことはなかった。私が会ったとき、ちょっと首が曲がっている印象を受けたのだが、3回目のカウンセリングでそれが夫からのDV（ドメスティック・バイオレンス）の影響によるものだとわかった。

子どもたちが小学校のころ、成績が悪いと夫は子どもたちに激しい体罰を与えた。妻であるBさんにも「口答えをするな！」とDVをふるった。腰を何度も蹴られるのであざが絶えず、腰痛が悪化した。その治療のためにカイロプラクティックに通ったのだが、腰はよくなったのになぜか首が少しだけ曲がってしまったのだ。無資格者による施術だったことが後でわかった。「運が悪いんですね」とBさんは私に向かって軽く笑った。

夫の暴力を語る妻たちは、「手を上げる」「気が短い」などと婉曲に表現することで深刻な雰囲気を避けようとする。時には自分も悪かったんだと夫をかばったりする。暴力をふるわれたことの惨めさ、被害者になることの惨めさを回避したいからなのだろうか。私はそんな彼女たちの感情を汲みながらも、「それはDVっていうんですよ」と指摘することにしている。それを暴力と定義すること、DVと名づけることからすべては出発するからだ。名づけられて初めて自分が被害を受けていたことを自覚できるのだ。Bさんは「あ、そうですか、DVっていうんですか」とつぶやきながら、おもむろに手帳にメモした。そして「あれは主人の若気のいたりだったんでしょうね。もうすっかりおとなしくなっちゃって、もう5年くらいは手を上げることもありません」と遠い昔を思い出すように語る。

２０００年に制定された児童虐待防止法の第二条四は、２００４年に改正された。それによると、子どもがＤＶを目撃することは「児童に著しい心理的外傷を与える言動」であり、虐待だと定義される。これは大きな意味をもつ改正である。これまでは父が母に暴力や暴言を行使しても、直接子どもに向けられなければ虐待ではないと考えられていたからだ。妻にＤＶをふるうことは、同時に彼らが子どもを虐待することを意味するようになったのだ。近年では子どもがＤＶを目撃することによる影響の深刻さが、学術的にも注目されている。

日本「脱出」を目指して

Ｂさんは次男についてこう考えていた。次男はやりたいことがなかなか実現できなくて挫折ばかり繰り返している。その恐怖が現実に立ち向かう力を奪っているし、進歩もなくなっている。引きこもりの原因はそこにある。息子をカウンセリングに来させて、やりたいことを実現する手立てを考えさせれば、大きく変わるだろう。そうすれば自分への暴力も止まり引きこもりから脱出できるに違いない、と。「先生に会っていただければあの子も何か変わると思うんです。どうか息子に協力してやってください」。すがりつくような目でBさんは私を見た。

彼女の日常は次男を中心にまわっている。朝起きるとまず次男のためにおかゆを作る。神経質な次男はここ15年くらい胃腸が荒れているので、朝は必ずおかゆに決めている。定年退職した夫は次男が朝食を終えたのと入れ替わりに起きてきて、トーストを自分で焼く。その後Bさんはパートに出かけ、次男は二階の自室にこもり、夫は図書館に自転車ででかける。息子の昼食は前日に買い置きしたうどんを温めればいいだけにしてある。午後4時には夕食の買い物を済ませて帰宅する。次男は彼女が帰宅すると自室から降りてきて、今日1日の読書の成果を報告する。彼のやりたいことは、いずれ日本を脱出して別の国で生きることなのだ。その国の歴史と言葉を毎日自室で勉強するのが次男の日課である。本はBさんが毎月1回書店で買い込んでくる。

これまで次男は4回日本を「脱出」した。台湾、アルゼンチン、ブルガリア、それにスペインだ。都市部ではなく田園地帯で農家に住み込んで大自然の中で暮らすことを次男は何より望んでいる。お金は夫の退職金を崩して拠出した。夫は次男が大学に通えなくなったとき、取っ組み合いのけんかをしてねじ伏せられてから何も反論しなくなった。Bさんにとって夫は、今では食べて寝るだけの存在で目立った会話もない。結婚当初，夫のDVにおびえていたことがうそのようだ。

Bさんのパートのお金は、理想の国が見つかり次男が無事日本を脱出するときのためにこつこつと積み立ててある。一番長かったのがブルガリアで3カ月、一番短かったのがアルゼンチンで2週間だった。パンパに行ったのだが、バスの中で強盗に遭《あ》ってパスポートを盗まれてしまい、泣く泣く帰国した。このころから次男はBさんに暴力をふるうようになった。「俺がこうなったのもあの男のせいだ」と言いながら母親を殴る。あの男とは父親のことだ。「ごめんなさい、ほんとに悪かったわ」とあやまりながらBさんは次男の気が済むまでずっと殴られるままになっている。夫からの暴力にくらべるとなんでもないと思えるからだ。次男の「脱出」には、1回で最低でも約100万円かかる。成田までのタクシー代、そしてうまくいかなかったらすぐに帰れるように帰りのフライトチケット代も含めてである。次男の次の「脱出」先は、メキシコの予定である。

こう語るBさんは打ちひしがれているわけではない。日常生活はすべて次男のために意味のあることばかりだし、次の目標もはっきりしている。どこか得体の知れないエネルギーが、目の前に座る61歳のBさんから発散されているような気がした。

母の呪縛

Bさんの話を聞いた私は、次男はもっと別のことを考えているのではないかと思った。おそらく彼は母親の言うとおりの「脱出」を望んではいないだろう。とうてい不可能な目標を設定すれば、それが実現できなくても責められることはない。だから電車で2駅離れた町のアパートに脱出するのではなく、遠い異国の、それも農村地帯に移住することを「脱出」と定義したのだ。その目標を掲げているかぎり、母は満足するだろう。なぜなら、いつまでも自分のやりたいことをあきらめず、それに向かって努力をし続ける息子でいられるからだ。母から認められ母を満足させる以外に、次男は存在理由をもてなかった。ずっと父から殴られてきた母を守るために、幼いころからずっと母の苦情の聞き役であった。それはおそらく現在も変わらないだろう。母の最大の理解者は自分であるという確信ほど、子どもを縛るものはない。そこから逃れようとすると途方もない罪悪感が湧いてくるからだ。こうして「脱出」という不可能な目標を掲げて挫折を繰り返しながら、次男は母の与えた存在理由から逃れられずにいるのだ。

息子の挫折により救済される母

いっぽうBさんは次男を自立させて日本から「脱出」させるという夢によってどこか救済されているようだ。息子のために尽くす母親は社会から立派な母としての称号を与えられている。それは彼女にとって、誰からも責められることのない防御壁として機能する。ましてその息子が引きこもりであれば、Bさんは誰よりも不幸な母として同情されこそすれ、ねたまれたり批判されたりすることはない。こうして不幸な母という符丁と引き換えに、Bさんは世間を味方につけたのである。

夫は自分より腕力が強く肉体的な強者である息子を恐れているので、「あんな男と結婚してごめんなさい」とあやまることで息子を味方に引き入れ、BさんはDVをふるった夫よりはるかに優位に立つことができる。息子と自分だけの「おかゆ」「脱出」という合言葉は日々その意味を確認されることで、一種の教養と化しているようだ。そこに夫の入り込む隙などない。Bさんはなぜ帰りのフライトチケット代を次男に渡したのだろう。そこには「脱出」が失敗して戻ってくることがすでに前提とされている。一見やさしげな「だめだったらいつでも帰ってきてもいいのよ」という言葉は、実は「どうせ失敗するだろうからまた戻っていらっしゃい」というメッセージとも読みとれる。

次男が本当に「脱出」してメキシコに住むことになったらBさんはどうなるだろう。なんの共感も共通言語もない寂寞《せきばく》とした夫婦ふたりの生活が待っているだけだ。それに、引きこもりを克服して海外で暮らす息子をもつ母へとステップアップしたBさんは、同情されず時にはねたまれたりするだろう。世間の目は厳しくなるだけだ。だからBさんにとっては、次男がまるでギリシャ神話に出てくるシジュフォスのように、「脱出」と挫折を繰り返すことが必要だったのだ。しかしこんなことをBさんが自覚していたわけではないだろう。彼女は心より「息子のために」と思っていたに違いない。

主語の復活

私はBさんに「共依存のグループカウンセリング（KG）」に参加することを勧めた。夫と次男をめぐる関係の力学を少しでも自覚してほしいと思ったからだ。そのためには彼女から次男に対する関係のもち方を「共依存」と名づける必要があった。私なりの解読に自信があったからではなく、次男がBさんの呪縛から逃れなければこのまま彼は40代を迎えるだろうと思ったからだ。一度も会ったことはないが、30歳の次男が虚しい「脱出」を繰り返しながら年齢を経ていくことを見過ごす気にはなれなかった。そうしてこう思った。次男はカウンセリングにはやってこないだろう。「脱出」の失敗をどこかで予期しながら、それでも成功する秘訣をカウンセリングで学ばせようとする母親の善意のもつ残酷さを、彼は熟知しているはずだから、と。

ＫＧでは「あなたがやっていることは息子さんのためにと言いながら、自分の思いどおりに息子さんを操作することになっていませんか」「そんなコントロールをやめないかぎり、息子さんの変化は生まれないと思います」というメッセージを、具体的な出来事に即して伝えていく。参加する母たちの語る言葉の特徴は、主語がないことだ。「冷蔵庫の中のアイスクリームを食べちゃいまして、怒るもんですから逃げたんですけど……」といった具合にだ。主語の喪失は、彼女たちＫＧの参加者が、家族に対して自分を二の次にすることで、主体的関与を捨てていることを示すかに思える。しかし注意深く聞けば、主体的関与を捨てた自己（私を捨てた私）は、隠れた主体として厳然とそこに存在していることがわかる。「私」を捨てたふりをすることで彼女たちは責任を免れることができる。主体という柱を失うことで他者に堂々と寄りかかることができる。

共依存の特徴は、このよりかかる他者が必ず自分より弱者であることだ。強者であれば単なる依存に過ぎない。依存されることで弱者の主体はもっと薄弱になり、強者に飲み込まれていくだろう。よりかかりつつ飲み込むために、共依存は弱者を選ぶのだ。捨てたかにみえて隠された主体は、巧妙に弱者である対象を操作する。

共依存は、弱者を救う、弱者を助けるという人間としての正しさを隠れ蓑《みの》にした支配である。多くは愛情と混同され（支配される弱者も愛情と思わされ）、だからこそ共依存の対象はその関係から逃れられなくなる。そんな支配性を解体する第一歩が「私」という主語を復活させることである。隠された主体ではなく、「私は」と他者に向かって語ることで、明白に意識化・顕在化された主体が復活するのだ。

サバイバルとしての共依存

Bさんはその後どうなったのだろう。

KGに参加することを決めたのだが、電話がかかり、夫がポリープの手術をするので参加できないという理由を告げて来なくなった。有料のカウンセリング機関は、来所を強制することはできない。来所するクライエントの自発性を尊重する以上、Bさんのその後を知ることはできない。私というカウンセラーの方針がどこか不十分だったのか、彼女が自分の求めるものを与えられないと判断したのか、それもよくわからないままだ。

あくまでも私の想像だが、共依存という言葉を知ることでBさんの家族を支えている均衡がどこかで崩れると直感したのではないだろうか。そのようなクライエントは珍しくない。介入を目的とするKGは、いわば家族の外科手術のようなものだ。変化を生むためには行動パターンを変えなければならない。今までやらなかったことをやるか、今までやってきたことをやめるか、そのいずれかである。Bさんはそれを恐れたのだろう。

もっと推測を深めるなら、次男への共依存を自覚することで家族の起源である夫との関係にまで洞察が深まることを恐れたのかもしれない。それは夫から激しいDVを受けていたことや、育児から逃げてまったく協力してくれなかったことの想起につながるだろう。理由もわからず腰を蹴られる口惜しさ、首が少しだけ曲がってしまっていることの理由、逃げたくても逃げることのできない育児の重圧などを、Bさんは過去のことだと水に流したつもりでいたに違いない。

Bさんが来なくなった理由が推測どおりだとすれば、彼女は変化を恐れたのだ。

DVを受けながら、経済的理由から結婚生活を捨てることもできない女性は多い。逃げ場のない孤立した状況の中で、Bさんは一生懸命子どもを育て、夫からの無視と暴力に耐えて生きてきたのだ。次男のためにすべてを賭ける今の生活はその結果得られた意味と目的に満ちた生活なのだ。共依存の自覚は、息子のために耐えてきた人生をくつがえしてしまうだろう。共依存という言葉はひとりの人生の意味を転換させてしまうほどの力をもっているのだ。

私は再び次男のことを思った。彼は今後どうなるのだろう。Bさんが生きているかぎり、母を殴りながら母の希望であり続けるのだろうか。それはずっと「脱出」を繰り返すことを意味する。メキシコの次はどの国を選ぶのだろうか。

おそらく会うことはないだろうが、もし目の前にクライエントとして次男が現れたらこう言いたい。「もうおわかりのことと思いますが、あなたが『脱出』すべきなのは日本ではなく、あの家とお母さんではないでしょうか」

第七章　かけがえのなさという幻想

共依存という言葉をめぐって、さまざまな局面からさまざまな関係性を描き出してきた。アルコール依存症の夫婦、小説に登場する男女、韓流テレビドラマの男女、引きこもりの息子と母親……。この言葉が実に多面的な意味合いをもって用いられることが少しでも伝達できていれば幸いだ。

さて、本章ではこれまで私が見た中から印象的な3つの映画を取り出し、「他者が自分にとってかけがえのない存在になること」について、思いをめぐらせてみたい。引用されるセリフは、私の記憶に従って再生されているので、実際のシナリオとは食い違いがあるかもしれないことを最初にお断りしておく。

「男はつらいよ　寅次郎の青春」

国民的映画とも呼ばれる山田洋次監督の「男はつらいよ」には、第42作から後藤久

で登場する。どの作品でも寅さんとマドンナ役の女優との淡い恋が描かれ、結局実らぬまま終わるという定型的プロセスがなんともいえない味わいをもたらしているのだが、後藤久美子は、寅次郎の妹さくらのひとり息子（満男）の初恋の相手、泉役で登場する。

寅さんと満男の関係は、時には指南役、時には反面教師として描かれ、映画の展開を支えるもうひとつの重要なファクターとなっている。吉岡秀隆が満男の持ち味を好演しており、寅さんとマドンナ、満男と泉の関係性が二重奏ともいえる響きを生み出している。

１９９２年公開、シリーズ第45作の「男はつらいよ　寅次郎の青春」には、マドンナとして風吹ジュンが、そして42作以来の連続出演者として後藤久美子が登場する。泉の母は夏木マリが演じているが、本作にはほとんど登場しない。ただ、病院のシーンで名古屋に住む母が病気で手術しなければならなくなったこと、そのために泉は東京を離れることになったことが示されるだけだ。

泉が去ることを母からの電話で突然知らされた満男は、泉の乗車予定の東海道新幹線に間に合うようにと大学を抜け出して急ぐ。寅さん同様、不器用な満男は、泉にはなんの告白もしていないままだ。

なんとか出発前に泉と会うことができた満男に、泉は「ママはね、結局あたしがそばにいなきゃだめな人なの」と言う。さらに、病気の母親に付き添うため名古屋で仕事を探すと言う泉の行動が理解できない満男は、「それじゃ泉ちゃんはママの犠牲じゃないか。おかしいよ、君のおふくろは」と戸惑う様子を見せる。それを感じ取ったように泉は、「満男さんは恵まれた家庭に育ったからそんなふうに言うけど、あたしは違うの。あたしが行くしかないの。だって他に誰もいないんだもん」と抗弁する。

そして、出発間際に満男に唇を押しつけ、再会を約束しないまま新幹線の扉は閉まり、泉は名古屋へと去っていく。

「嫌われ松子の一生」

中谷美紀が２００６年度の第30回日本アカデミー賞最優秀主演女優賞を受賞したのが、「嫌われ松子の一生」（山田宗樹《むねき》原作、中島《なかしま》哲也監督、２００６）である。かつて教師だった主人公松子は、教え子の男子生徒から手ひどい裏切りを受け、それを転機に、まるで絵に描いたような転落を重ねていく。ソープランドで働き、同棲相手からの暴力を受け、殺人容疑で刑務所に入るまでになる。出所後、暴力団組員の伊勢谷友介《いせやゆうすけ》演じるもと教え子龍洋一《りゅうよういち》と再会し同棲を始めるのだが、彼からも激しい暴力（ＤＶ

＝ドメスティック・バイオレンス）を受け続ける。洋一が松子を激しく殴りつけ、鼻血を流した彼女を残して出て行った後に残された松子はこうつぶやく。「どれだけ殴られても殺されても、ひとりぼっちよりはまし」

刑務所時代に知り合った女性が、そんな松子の悲惨さを見かねて、ある日アパートを訪ねる。「こんなのとかかわっちゃだめよ。目をさましなさい。こんな男と一緒にいたら、地獄の底までつきあわされるわよ」と言って逃げることを勧めるのだが、松子は彼女を拒絶する。そしてこう言う。「この人とだったら、地獄でもどこでもついてく。それがあたしの幸せなの」

洋一はその後刑務所に入るが、出所の日、雪の中で松子はひたすら彼を待つ。塀の中から出てきた洋一は、松子を見て一瞬驚く。月並みな映画ならそこで抱き合って再会を喜び合うのだろうが、本作は違う。出会いがしらに洋一は松子を殴りつけ、松子は鼻血を流して雪の中に倒れる。洋一は何も言わず、逃げるように走り去る。松子の死後、洋一は思い出してこう語る。「怖かった。生まれたときから一度も、誰にも愛されたことのない、自分のような人間にとって、松子の愛情は、眩しすぎて、痛くて、とても恐ろしかったんです」

その後親族からも見捨てられ、アパートの一室で過食を繰り返しながら、松子は引きこもった生活を送るようになる。肥満した体と容貌魁偉《かいい》と見えるほどの変貌ぶりは見事な演出だが、そんな生活から脱出しようと試みる前日に松子は誰かに殺害される。

中島監督は、原作を読んだときあまりの救いのなさに笑うしかなかったので、「逆シンデレラ物語」として本作を撮ったと述べている。たしかに、笑いと歌とCGによって人工的悲劇オペレッタともいうべき味わいをかもし出している本作は、この上ない悲劇の新たな描写の可能性を示している。しかし見終わった後に残るものは、松子が一生かけて追い求めたものは何だったのだろう、というせつなく重い問いかけである。

「ジョゼと虎と魚たち」

3つ目は、「ジョゼと虎と魚たち」（田辺聖子原作、犬童《いぬどう》一心監督、2003）である。妻夫木聡《つまぶききさとし》が演じる主人公の大学生恒夫は、ある日ひょんなことから、下半身が動かないために乳母車に乗せられて外出しているジョゼという個性的な女性と知り合う。彼は同時進行で何人もの女子大生とつきあっているような、良くも悪くも明るくていい加減で、楽しいことが大好きな、どこにでもいる学生だ。偶然ジョゼの住む小さな家を訪れ、朝食をごちそうになったことからバイクでしばしば訪れるようになる。そんなこだわりのなさは、図々しさや無神経と紙一重なのだが、妻夫木がそのあたりを絶妙な清潔感で演じている。

祖母がゴミ捨て場から拾ってきた本を読み漁ることが、ジョゼの唯一の読書である。中でもF・サガンの小説をこよなく愛する彼女にしだいに惹かれた恒夫は、紆余曲折を経て、やがて同棲を始める。まるでひまわりのように明るい女子大生香苗を捨ててである。

障害者であるジョゼに負けた彼女が、悔し涙を流しながらジョゼと対決する場面がある。ジョゼが「ほんまにそう思うんやったら（……）あんたも、足切ってもうたらええやん」と啖呵《たんか》を切ると、女子大生の彼女は思わず、乳母車に乗ったジョゼの頰を叩くのだ。

恒夫は九州の実家に、法事のためジョゼを連れて帰省しようとする。車椅子を拒否しているジョゼとドライブを兼ねてである。言葉には出さないが、ふたりの間には、恒夫の両親や親族にジョゼを紹介することへの不安が漂っている。ジョゼは恒夫に背負われて初めて水族館へ行き、初めての海を眺めて貝を拾う。その途中でジョゼにわからないように、恒夫は弟に法事には出ないことを携帯で伝える。そのことをどこかで感知したジョゼは、たぶんこれが最後になるかもしれないという予感を抱きながら、恒夫の背中ではしゃぐ。それと対照的に、ジョゼを背負いながらふたりの関係に疲れを感じた様子の恒夫が、わずか数カットで鮮やかに描かれる。

その夜、ジョゼはラブホテルの天井に映し出される走馬灯の魚影を見る。ベッドは貝殻のかたちをしている。まるで海底にいるようなジョゼは、隣で無心に眠る恒夫の顔を見ながら、ひとりで生きていくことになる自分を思い一編の詩のような独白を紡ぐ。全編を通してもっとも幻想的で美しい場面だ。

そして、突然ふたりの関係は破綻する。部屋を出て行く恒夫をジョゼは淡々と送り出し、その足で恒夫はいったん別れた香苗のもとへ向かう。なんの愁嘆場《しゅうたんば》もなく、静かに二本の線が遠ざかっていくような画面を見ながら、観客は却って描かれなかったふたりの別れの場面を、想像力を駆使することで構築したいという欲望に駆られる。

そこに「別れの理由は、まあ、色々。てことになってる。でも本当はひとつだ。僕が逃げた」という恒夫のナレーションが入る。

フル回転し始めた想像力は、ラストシーンにいたってその頂点に達する。ジョゼと別れた主人公は、待ち合わせた元カノの香苗の話にうわの空で暗い顔をしていたが、ついには号泣し、耐え切れず座り込んでしまうのだ。

「別れても友達になれる種類の女の子もいるけど、ジョゼは違う。僕がジョゼに会うことは、もう二度とないと思う」

恒夫のナレーションが街の喧騒に満ちた映像にかぶさる。

ちなみに同名の田辺聖子の原作(角川文庫、1987)では、海辺のリゾートホテルで夜ふけにジョゼが目をさますと、月光が射し込んで部屋中が海底洞窟の水族館のようになっており、ふたりとも魚になっている、とジョゼは思う。そして、その後もまだ2匹の魚のように「共棲《ともず》み」している、という結末になっている。恒夫が、ジョゼと別れてひまわりのような女性とよりを戻すという結末は、監督犬童一心の創作である。

かけがえのない存在

3つの映画をつなぐものは、「自分が他者にとってかけがえのない存在になることとは?」という問いかけである。これの主格を転倒させれば、「他者が自分にとってかけがえのない存在になることとは?」という問いになる。

このかけがえのなさとは、交換不可能、唯一無二とも表現できる。恋愛において、このかけがえのなさは相互的であると考えられている。だから、ふたりの結びつきは強固となり、「あなたしかいない」「君しかいない」という排他的な世界が構成される。

しかしかけがえのなさがいつも相互的であるとは限らない。たとえば、生まれたばかりの新生児にとって、母親とはかけがえのない存在である。生命維持のためにも、あらゆる発達のためにも、新生児にとって親はかけがえのない存在である。しかし、親にとって新生児はかけがえのない存在だろうか。そのかけがえのなさは主として心理的・情緒的紐帯《ちゅうたい》に限定されている。むしろ経済的・時間的には負担を強いられる存在でもあり、相互的とはいえない。

かけがえのなさが非相互的な場合、その関係は非対称的で権力的なものになる。つまりかけがえのない存在になったほうが、もう一方に対して強者となり権力的になりうるということだ。

親は、だから子どもにとって強者であり、権力的な存在である。子どもの虐待を見ればそれは明らかだ。親以外に自分を養育してくれるひとがいない（かけがえのない）ことを子どもはよく知っている。その親に殴られたり食事を取り上げられたりすれば、それは自分が悪い子だからと思うしかない。なぜならかけがえのない存在を失うわけにはいかないからだ。こうして親は子どもに権力を行使するが、自分が子どもにとってかけがえのない存在だからこそできる行為である。

かけがえのなさの逆転

「男はつらいよ」の泉は、母にとって自分がかけがえのない存在であることを満男との関係よりも優先している。注目すべきは、母にとって子どもの泉がかけがえのない存在であることだ。逆ではない。幼い子どもにとって母はかけがえのない存在であるが、成長するにともなって、子どもにはもっとかけがえのない存在が現れる。そうでなければ、子どもは親から分離独立できないだろう。自分より大切な存在が現れることをまるで妨害するかのように、親がかけがえのなさを逆転させることがある。

摂食障害の女性たちがしばしば語る言葉に「だって、母がかわいそうで」「あんな母を放っておいて幸せになれません」がある。若い男性でも「小さいころオヤジに殴られたけど、それを暴力っていうのは、なんかオヤジがかわいそうで」と言う。子どもを庇護するべき存在の親が、あるときから（もしくは最初から）子どもに庇護される存在へと巧妙に関係を変容させていくのだ。子どもを頼れる存在だと見なすこととそれは重なっている。自分を弱者へ、子どもを強者に位置づけることで、弱者の自分を庇護しケアすることを結果として強制するのだ。「母である私にとって頼れるのは娘のお前しかいない。そんな私をまさか娘のお前が捨てるわけはないだろう」という強制である。泉は「結局おかあさんは私がそばにいなきゃいけないひと」と思うことで母から縛られている。しかしその緊縛と引き換えに、自己犠牲という美名を与えられ、「身を引く」「自分をむなしくして」「我欲を捨てた」として称揚されるのも事実だ。母は娘をかけがえのない存在にし、自分を弱者の位置に置くことで、ケアを獲得する権力を行使したのだ。母はケアを得、娘は母親思いの犠牲的行為者という美名を得たのだ。

どうしようもない男を選ぶ理由

カウンセリングの場面で、どうしてこんな不幸になるに決まっている男性とつきあうのだろう、と疑問を抱かせる女性と出会うことがある。ヒモ同然の男、借金ばかりする男、ＤＶをふるう男など、そんな男と暮らしながら、彼女たちはそのような自分に気づいている。わかっているけど、気がつくとそうなってしまっているのだ。

「私が食べさせてやらなければ、彼には経済力ないでしょ、彼は私と別れたら生きていけないんですよ、だから絶対私を捨てることなんかできないんです」

この言葉は、「嫌われ松子」と男性との関係を解くヒントになる。特に最後に同棲する相手、龍洋一とのエピソードを彷彿《ほうふつ》とさせる。そもそも洋一は松子を最初に激しく裏切った男である。もっとも傷つけた男性にもっとも惹かれる、という現象をストックホルム症候群注に擬することもできる。彼の転落にどこまでもついていく松子、刑務所に入った彼をひたすら待ち続ける松子にとって、洋一がかけがえのない存在であることは間違いない。しかしその裏側には、洋一にとって松子をかけがえのない存在にすることが織り込まれているのだ。こんなに転落したあなたをひたすら愛しているのは私しかないのよ、という松子からのおしつけがそこにある。その暗黙の強制は、ひょっとしてはるか以前に松子を彼が裏切ったことへの復讐なのかもしれない。洋一が雪に埋もれた刑務所の前で、松子を殴り飛ばしたのは、そんなことをどこかで感じたからなのかもしれない。

「松子の愛情は（……）とても恐ろしかったんです」と洋一が語る場面があるが、松子をそのように聖化することで終わらなければ、逆シンデレラ物語は成立しないだろう。しかし、洋一はその無償の愛によって松子がかけがえのない存在になることを予感していただろう。そうなれば松子からは離れられなくなる。松子からのかけがえのなさの強制を知って、洋一は言いようのない恐怖と不気味さを感じていたに違いないと思う。

かけがえのなさは重い

すでに述べたように、映画「ジョゼと虎と魚たち」は、ラストシーンが犬童監督によって原作から変更されている。これによって観客は原作とは異なる印象を与えられることになるだろう。

本作は恒夫の偽善的態度を描いたと評されることもあったらしい。体の不自由な女性と同棲したことが偽善なのか、それとも最後に逃げ出してしまったことなのだろうか。しかし私は、恒夫がジョゼのもとから離れたことがこの作品の価値を低めるわけではないと思う。

映画版では、恒夫が背負い外に連れ出さなければ、ジョゼは外出もできない。恒夫はケアの与え手であり、ジョゼにとってかけがえのない存在である。恒夫を自己犠牲的献身と愛情に満ちたすばらしい男性とする見方もあるだろう。

もし恒夫が、自分がジョゼにとってかけがえのない存在になることで得られる力や強者としての立場を渇望していたなら、ジョゼと別れることはなかっただろう。たとえ身内からは反対されようと、多くのひとたちからの評価を得られることもある。何より、ジョゼにとって唯一無二の存在なのだから、裏切られたり捨てられたりすることはない。捨てられないことが保証されるだけで、その関係は確かな拠《よ》り所となる。しかし、恒夫は逃げ出した。なぜ、何から彼は逃げ出したのだろう。

セックスを楽しみ、おいしいものを食べ、かわいい女の子とつきあうことに屈託のない恒夫にとって、ジョゼを背負って歩くこと、ジョゼのつくった食べ物を食べることも、当初は楽しいことだったに違いない。しかしいつのまにか、自分のケアがジョゼにとって必要不可欠のものになりつつあることを知る。自分がかけがえのない存在になってしまうことを知ったのだ。

それは、恒夫にとって重すぎることだった。ジョゼにとってかけがえのない存在になることで満たされるには、あまりに恒夫はいいかげんで明るいふつうの若者だった。自分がいなければ誰かが存在できないなんて、とてもウザいことだった。だから「ジョゼには俺しかいない」ような生き方から、逃げ出したのだ。重すぎたのは、捨てることのできない、あまりにかけがえのなさすぎる関係、非対称的関係だったのだろう。

そんな恒夫の行動は、なんとすがすがしいことだろう。重いと感じて逃げ出すことの率直さに、私は心打たれる思いがした。カウンセリングでは、追いすがったり、苦しくても離れられない人間関係にがんじがらめになっているひとたちに多く出会うからだ。ラスト近く号泣する場面によってその思いは強化される。恒夫がその選択を下すにあたって、自分でも気づかない葛藤があったことが、あの不意の号泣によって示される。隣に並んで歩いているひまわりのような女性とこれから明るく楽しくやっていこう、そう決意したのに、切り替えることのできない感情に圧倒されて恒夫は泣きながら座り込むのだ。ふたりのその後の展開を私は想像する。恒夫は「ごめん」と言って立ち上がり、香苗と手をつないで再び歩き出すだろう、と。

その後のジョゼは、以前は拒否していた電動車椅子にさっそうと乗って買い物に出かけるようになり、ひとりぶんの食事を淡々とつくる生活になったことを映画は軽やかに描いている。別れたことがジョゼの新たな生活につながっていることをさりげなく感じさせて映画は終わる。

非対称的関係とかけがえのなさと共依存

泉が母を選んだこと、松子が洋一にずっと執着し続けたこと、このふたつの関係性から見えるものは、非対称的関係におけるかけがえのなさが、実に入り組んだ対象支配へと転化する可能性である。そのような対象支配は繰り返しここまで述べてきた共依存そのものである。かけがえのない存在に相手を上らせてそこからケアを引き出すこと、すべてを失った相手に尽くすことでかけがえのない存在に上り詰めること、いずれも相手と自分を非対称的関係（勾配、強弱、上下関係）に置くことで、相手を支配することである。

かわいそうな他者をわざわざ選ぶひと、なんらかの障害をもった他者に近づくひとは珍しくない。これらは、ヒューマニズムあふれる自己犠牲的選択に見えるが、「かけがえのなさ」が非対称的であれば、そこから容易に共依存という対象支配が生まれる。ところが相手に尽くしているとしか考えないひとたちは、支配していることに無自覚である。そんな無自覚な善意の押しつけに対して嫌悪感を抱いてしまうのは私だけだろうか。ケアにまつわるさまざまな違和感もそれに通じる。だからこそ恒夫の選択はいっそう潔く思える。恒夫は非対称的関係におちいることで生まれる重さから逃げたのだ。自己犠牲に見せかけた対象支配の快楽には見向きもせず、その重さを耐えがたいとする感性にどこか希望を感じる。その感性はジョゼとの間に共依存からもっとも遠い関係を選んだ。あの映画のメッセージは、そのような感性の肯定と称揚にあるのではないだろうか。かけがえのなさの背後に貼りついた共依存を知ることで、平等や対等とはいったいどのような関係かがいっそう具体的に見えてくる気がする。

第八章　暴力と共依存

DV（ドメスティック・バイオレンス）

２００１年にＤＶ防止法（配偶者からの暴力の防止及び被害者の保護に関する法律）が制定されてから、20年以上が過ぎた。各地方自治体にもＤＶ相談窓口を設置することが求められたこともあって、地方都市や農村部でも長年夫の暴力を当たり前だと思って耐えてきた女性たちが、思い切ってＳＯＳの電話をかけてくる例が増えている。多いのはやはり中高年である。

さすがに減ったと思われるが、かつてＤＶ相談の窓口で対応する相談員の中には共依存という言葉を用いる人がいたという。「夫の暴力はあなたがどのように態度を改めようと止まりませんね、だから逃げるしかないんですよ」と説得する。そう言われた女性は、できれば家を出たくない、だから夫に暴力をやめさせる秘訣を教えてほしいと思う。このふたりの間に生まれた食い違いは、結果として不幸な結末を招く。女性は家を出ることなんかできないと思い、あきらめて帰り、再び夫の暴力に耐える日々を続けることになる。それを見ている子どもたちへの影響を考えると暗澹《あんたん》たる思いに襲われる。

いっぽう相談員のほうは、逃げる選択をせずに殴る夫のもとに戻っていく女性のことが理解できず、少しだけ腹を立てて「あの人は共依存に違いない」と判断する。このようにして、DV夫から離れられない女性を共依存と呼んでいた時期があったことを認めなければならない。このことは私自身の自己批判を込めて書いている。なぜなら、DVは殴る夫こそ問題なのであって、逃げられない妻を共依存と呼ぶことは彼女にも責任があると認めることになるからだ。

本書ではくわしく触れないが、DV加害者のプログラムにおいてもっとも重要なポイントは、彼らの暴力は彼ら自身に責任があることを学ぶことである。なぜなら、彼らは妻のせいで暴力をふるった、妻が冷たくなければ暴力なんかふるわない、妻のほうに責任があると考えているからだ。いってみれば、彼らは被害者意識に満ちているのであり、逆に妻は自分のせいで夫を殴らせてしまったという罪悪感を根深くもっている。これを加害者意識と呼べば、DVの加害者と被害者の意識は逆転しているのだ。

そして世間の支配的な常識はこの逆転を支持していることはいうまでもない。

従ってDV被害者を共依存と呼ぶことは、逆転した加害・被害の意識を強化することになる。殴られる側にも問題がある、という彼女たちに対する冷酷で批判的なまなざしを追認することになるのだ。だから、DV被害者に対して共依存という言葉を用いることは厳につつしまなければならない。それはDVにおける微妙な力関係を、一気に加害者寄りに変換してしまう言葉として機能するからである。

別れることなどできない

このところ悪化の一途をたどる日本経済を考えると、DVの被害者たちが夫のもとを去ることの困難性は増すばかりである。生活保護の申請者数が過去最高を記録する中で、彼女たちが子どもを抱えて夫のもとを去り、どのように暮らしていくのかという不安はぬぐい去ることができないだろう。だから、夫にDVをやめるように働きかけることが重要なのだと思う。多くの女性が夫はもう変わらないとあきらめきった家族を数多く見てきたが、それがどれほど子どもに深い影響を与えるかについては、強調してもしすぎることはない。カウンセリングで出会うのは、夫婦の愛という一点が崩れ去った後も夫と暮らし続ける多くの女性たちである。もともと夫婦の愛などというものをまったく信じないままに、とにかく親と暮らしていたら自分がだめになるかもしれないという理由から結婚する女性もいる。親からの脱出のスプリングボードとして結婚を使うという方法である。

その場合、もちろん憎からず思っているのだが、強引な言葉でさらうように結婚してくれる男性を選びがちになる。「俺にはお前しかいない」とか「必ず幸せにしてみせるからな」といった殺し文句を恥ずかしげもなく告げることのできる男性だ。そして、しばしばそのような強引さをもった男性は、女性が自分のものになった（もうこれで別れることはないだろう）と安心したとたんに、今度は自分の思いどおりにならない妻に対して激しい怒りをぶつけることになるのである。ＤＶの男性の多くはそのような経過をたどる。彼らは、思いどおりにならない妻に怒るのであって、憎くて殴るわけではない。

彼らの妻は、やっとの思いで両親のもとから脱出して新たな生活を夢見たのだが、そこに出現するのは暴力をふるう夫である。しかし、彼女たちに帰るべき場所はない。脱出したはずの親のもとになど帰れないのだ。経済力のない自分が生きていける場所など他にないので、夫のもとにとどまり続けるのだ。そして、酒に酔ったいきおいで性交渉を求められ、拒みきれずに妊娠してしまう。こうしてひとり、ふたりと子どもをもうける。その子どもが思春期を過ぎたあたりからさまざまな問題が表面化し、どうしていいのかわからずにカウンセリングにやってくる母親たちがいる。

いっぽうで、ロマンティックラブ・イデオロギー（RLI）を空気のように当たり前と思い信じ切って結婚した女性もいる。幸いにもその幻想が壊れずに歳月を経て、愛の結晶である子どもたちも無事成長をし、穏やかに夫婦で老いていくひとたちもいる。世間ではそれがマジョリティだということになっている。そんな女性はカウンセリングなどにやってくるはずもないので、残念ながら数多くお会いしたことはない。友人などにそれらしき人もいるが、会うたびになんて退屈なんだろうと思ってしまい、そんな自分に引け目を感じるためについつい関係が遠のいてしまう。ああ、かつてはクラスで机を並べた友人なのに、彼女の自明性を私は共有できなくなっている……と寂しく思うのも事実だ。次に、夫への夢が破れたひとりの女性について述べることにしよう。

娘の暴力

Cさんは短大を卒業後、証券会社に勤務した。当時は日本の経済成長が翳《かげ》りを見せるという予感すらなく、真面目な勤務態度だったCさんはそこそこの給与を得ていた。

27歳になったとき、母親が兄の結婚が遅れているのはCさんがいつまでも実家にいるせいだとほのめかしたのをきっかけに、なんとか結婚してこの家を出なければという焦燥感に駆られるようになった。

父親はまったく存在感のないひとで、専業主婦の母親のいいなりになっていた。ひとこと自分の現状を擁護してくれるかと期待をしたら、ふっと席を立ち犬の散歩に出てしまい、結局彼女を守ってはくれなかった。

そんなとき、ときどき勤務先に出入りしていたコンピューター会社の営業マンだった夫と知り合った。父親のふがいなさに憤りを感じていた彼女は、彼の仕切りの速さ、デートの約束の際の強引さが新鮮に思え、1年後に結婚して実家を出ることになった。

ひとつ気になったのが、彼の飲酒量の多さと、飲むと記憶をなくすという行為だった。おまけに給与も、夫婦ふたりの合算でかつかつだったのに、避妊を要求しても酔っ払っているためにいつも拒絶され、結果的には結婚後2ケ月で妊娠した。産休をとり職場復帰するつもりだったが、低出生体重児だった長女のために涙を呑んで退社することになってしまった。

体の小さな長女は育てにくかったのに、実家の母は産後のめんどうも見てくれなかった。夫は深夜帰宅でまったくあてにならない。二言目には、育児は母親の責任と言うのだった。孤立した環境、兄妹間の差別、母からの無関心、父から捨てられた感覚のなかで、彼女は育児にとり組まなければならなかった。

そのころ、夫は脱サラをして実家の小さな機械の部品製作会社を継ぐことになった。舅ががんになり、社長の職務を誰かが代理しなければならなかったからだ。

Cさんは、急速に夫の実家との関係が深まることをむしろうれしく思った。舅の病院に毎日訪れめんどうを見た。姑はもともと夫婦仲がよくなかったために、Cさんに舅の世話のすべてを託し、その代わりに長女のめんどうを見てくれた。1年後に舅が亡くなり、その生まれ代わりのように次女が誕生した。姑は長女を溺愛し、次女のことは明らかに差別するのだった。そのぶんかわいそうに思ったCさんは、次女のことをいとおしく思い、長女はほとんど姑にまかせきりになった。

舅の死後5年経ち、長女は小学生になった。姑にまかせきりの状態に不安を抱き始めたCさんは、長女に厳しく接するようになった。学校でのトラブルが起きると、時には長女への折檻《せっかん》と罵倒につながることとなった。夫は一切育児に協力する態度はなく、まったく孤立したままの育児だった。

いっぽう次女はきわめて育てやすく、すくすくと育った。容貌も、長女は夫に似ていたが、次女は誰に似たのかわからないほど目がぱっちりしていて、外で出会うひとたちがテレビのCMに出したら、と勧めてくれるほどの愛くるしさだった。

長女が思春期になるころ、なんとか夫の会社は軌道に乗ったが、帰宅後の飲酒によってしばしば人格が変わってしまうようになった。Cさんの実家や夫への意識されない対抗意識は長女の受験へと振り向けられた。母子連合戦線と夫から揶揄《やゆ》されたように、中学受験のためにまるまる2年間必死で取り組んだ結果、めでたく第1志望の中学に合格した。次女は、長女ほど成績が上がらなかったために早期に志望を芸術系へと転換させ、のちに比較的のびのびと過ごせる私立へと入学した。長女の問題は中学2年生から始まった。夏休み明けに登校を渋ったのをきっかけに、学校に行くのもさみだれ状態となり、冬休みをまぢかにするころにはほとんど登校できなくなってしまった。

その後長女は不登校のままで、私立中学は中退し、大検（大学入学検定試験）に合格したもののまったく勉強などできない状態だった。ことあるごとに次女を責め、洋服を切り裂き、暴力をふるった。ある晩、包丁をもって次女を追いかけたことから、夫がおびえて次女をアパートに別居させることにした。いくつかの精神科病院を受診させたが、外来担当医の「いい加減にしたらどうか、少しは親のことも考えろ」という一言でキレた長女は、その後一切の専門家を拒絶しているという。

次女が家を出てからしばらくは落ち着いていたのだが、Cさんの携帯メールを盗み見て次女と交流していることがわかると、部屋のドアを蹴破ったり、Cさんの靴に調味料を流し込んだりするようになった。ほとほと困り果ててCさんは、センターにやってきたのだった。長女が19歳、次女が17歳になったときだった。

Cさんとのカウンセリング

スニーカーにストレッチ素材らしいジーンズをはいている40代後半のCさんは、黒く染めた髪が異様に盛り上がっている。これまでの一連の経過を甲高い声で、笑みを浮かべながら時には大仰《おおぎょう》に手振りを添えて一気にしゃべった。私からの質問を差しはさむ余地も与えないほどの噴出するようなエネルギーが彼女の全身から発散された。そんなオーラのような勢いには、もう驚かなくなっている。家族の問題で来所する多くの中高年の女性たちが全身から発散しているからである。不幸な事態はひとを意気消沈させるだけではない。いっぽうで何かを発散させるのではないかと思う。それがしばしば興奮した語りとなり、Cさんのような満面の笑みだったりするのだろう。私にはその笑みの意味がよくわかる気がする。あきれるほど悲惨な現実に直面しているひとほど（特に子どものことで）、奇妙な笑顔とともにそれを語るのだ。

話す内容は長女のことだけに終始した。一日中長女が何をやっているか、どれほど苛烈《かれつ》にCさんを責めるかを、まるでお経を唱えるように語った。正直うんざりする感じもしたのだが、それでもちゃんと聞かなければならない。「死ね！」と廊下ですれ違いざまに叫ぶこと、七五三の写真に写っている長女の草履が古いことから始まる母親への攻撃の内容を、身振り手振りをまじえて話すのを聞いていると、Cさんはひょっとしてこの事態を喜びながら、私に誇示しているのではないかという気さえしてきた。

しかし、話が夫のことになると、とたんに彼女の表情が変わった。笑みは消え、打ち消しようもないほどの怒りが表情から読みとれた。「もう先生、だめなんですよ」とため息をつきながら、とにかく夫についてはもうあきらめがついていると繰り返す。まるで自分に「あきらめろ」と言い聞かせているかのように反復しながら。しかし、言うそばから怒りがわいてくるのが伝わってくる。

「だって先生、夫はね、家ではいつも飲んでるんですよ。まともに話なんかできませんよ。娘が死にたいって言えば『じゃ、死ねば』ってさらっと言っちゃうひとなんですよ」。さすがに驚いた顔の私を見て、彼女はうっすらと涙ぐんだ。さらに追い打ちをかけるようにこう言った。

「娘が暴れたとき、警察を1回呼んだことがあるんですけど、そのとき夫は晩酌のビールを飲みかけで放ったまま、押し入れに隠れてしまったんです」「きっと恐かったたんでしょうね、娘が。その後でこう言ったんです、『あ〜あ、俺の人生もこれでおしまいだな』って」

私には彼女の無念さがわかる気がした。長女を前にして途方に暮れている妻に対して、しらふで向かい合うこともしない夫、自分のことしか考えていないことをあっけらかんと披瀝《ひれき》する夫だという事実がつきつけられてしまったのだから。長女が自殺しても、自分は被害者のような顔をして、葬儀のときだけかわいそうな父親を演じるだろう夫の正体が見えてしまったのだから。

家族を維持し続けるために

Cさんは思わず涙を流してしまった自分を恥じるかのように、再び長女の行動に話を移した。そのとたんにもとの生き生きとしたエネルギーに満ちた顔に戻ったのだ。彼女はこうして長女のことで困りながら、どこかで夫との関係に直面しなくて済んでおり、夫のことをひどく嫌って顔も合わさない長女に深いところで共感しているように思われた。そのいっぽうで、夫からこれ以上育児の失敗を責められないためにも、長女を「ふつう」の人生コースへと乗せようとするたくらみに満ちている。カウンセリングにやってきたのも、長女をなんとか連れてきてカウンセラーにふつうの娘に戻してもらおうという計画の実現のためなのだから。それこそ「娘のため」だと信じて疑わないCさんを見ながら、長女は逃れようもないループにはまったような生活を送っているのだろうと思った。

人が極端な恐怖にさらされると、脳内に興奮物質が分泌されることはよく知られている。猫が毛を逆立てるように、私たちにも鳥肌が立つことがある。極度の飢餓状態に陥ると、時には異様な多幸感に襲われることもあるという。摂食障害の自助グループでは「やせぼけ」という隠語が用いられるほど、やせが進行すると精神状態が変容するのだ。過酷な状況を生きるためには、さまざまな生体維持の反応が生み出されているのだ。とすれば、夫婦の愛、夫への信頼という結婚生活の柱がぽっきりと折れてしまった女性が、それでも結婚生活を維持していくためにはどのような反応が生み出されるのだろうか。

Cさんの異様なパワーは、なんの望みもない現実に対する生体維持の反応なのかもしれない。ひょっとして共依存と呼ばれる彼女たちの関係性は、そのような文脈によって解読されなければならないのではないだろうか。パワーの源泉は彼女たちの飢餓状態（精神的な）にあるのかもしれない。妻であり母である彼女たちが共依存と名づけられるとすれば、それは彼女たちの夫婦関係における裏切られ感、恨みといった負の感情、その背後に横たわる結婚生活に対する希望が打ち砕かれたことによる絶望を背景としなければならないと思う。それでもなお、たくましく生きていくために図らずしも無自覚に彼女たちが身につけてしまった技法、態度の集積として共依存を理解したい。

それらをよく見れば、パターナリズムと酷似している。パターナリズムとは「相手が喜んでいようがいまいが、それがあなたのためになると言って受け入れさせていくコミュニケーションだ」と社会学者の宮台真司は述べている。これをコミュニケーションと見るか、支配と見るかだが、日本の企業、学校などあらゆるところに瀰漫《びまん》しているコミュニケーションだったとしても、ひとたび家族の中でそうした働きかけが行われたとき、それは明らかに支配になるだろう。言われる対象は、必ず子どもなのだから。

共依存を非歴史的な文脈で心理学的にとらえるのではなく、近代家族のたどった帰結のひとつとしてとらえる必要があるだろう。妻として母として彼女たちが家族を生き抜くためには、子どもを支配するしかなかったこと、そんなひとつの必然として共依存をとらえれば、明らかにマイナスのラベルであるこの言葉が、それ以外に残されていなかった選択肢であることがわかるだろう。そう自覚されることで、おそらく別の選択肢もぼんやりと見えてくるかもしれない。しかしそれは彼女たちにとって残酷なことでもある。自覚することによって、初めて彼女たちが子どもに行使した支配の責任が浮かび上がるのだから。

第九章　偽装された関係

これまで扱ってこなかったテーマに「母と娘の関係」がある。本章では母と娘に関するさまざまな言説を、「共依存」という言葉に関連させてとらえなおしてみよう。

母をめぐる言説

テレビではたびたび子どもの虐待死を報道している。その加害者の半数以上が実母であることは、子どもを産み育てていつくしむ母性が自明であるという時代の終わりを告げている。いくら政府主導で「授乳のときにはお母さんは子どもの目を見てあげましょう」というスローガンを掲げても、現在育児中の母親には反発されるばかりだろう。

日本的母性の研究はそれほど多くないが、教育社会学者の山村賢明《よしあき》は、日本人が漠然と抱いている「母性」観を4つに分類している。[注1]それらによれば、①子を生きがいとする母（苦労する母）、②罪意識としての母、③支え（救い）としての母、④動機の中の母（駆り立てる母）である。

①と④は、カウンセリングにおいてしばしば登場するなじみ深い「母性」観だ。「お前さえ生まれてなければ」「お前のためにここまで苦労してきた」「ママはね、ずっとミチルのためだけに生きてきたのよ」と、言われ続けてきた人は多いが、これは①の「母性」である。いっぽう「とにかく自分のやりたいことをやるのよ」「ママはどこまでも応援するからね」「お前だけが生きがいなんだよ」「私みたいな人生だけは送らないでね」といった言葉は、自分を担保として子どもを駆り立てるのであり、④の「母性」である。

ここで、もうひとつの母の姿を描きたい。それは、娘や息子を自分の保護者に仕立て上げる母である。子どものポジションを奪い、被保護者となる母によって、親子の役割逆転が起こる。

「ママ」と呼ばれた娘

50歳になるDさんは、小学校の4年生になったころから、母親から「ママ」と呼ばれるようになった。

Dさんは、開業医だった父が母に暴力をふるう光景を日常的に見て育った。おまけに父には女性関係が絶えず、母はそのことを仔細《しさい》にDさんに語って聞かせるのが日課だった。性にまつわるさまざまな秘事《ひじ》を物心ついたころからすべて知っていたような気がする。

忙しい母は、家事をほとんど娘に任せ、それが当たり前のように暮らした。医療保険の点数の計算などで忙殺されていた母は、お手伝いさんに任せるのはごく一部で、他人は信用できないからママに頼むわ、と言って小学生のDさんに炊事をさせたのだ。当時アトピーはそれほど知られていなかったが、Dさんはこの症状がひどく、乳製品を食べることができなかった。ところが、母親はそのことをいつも忘れてしまい、生クリームのケーキを食べない娘を贅沢《ぜいたく》だと叱った。中学校に入ってからは、弟たちは塾に行かされるのに、「ママはだいじょうぶね、しっかりしてるから」と、Dさんはまるで母のお手伝いさんのように家事をさせられた。奇妙な習慣だが、Dさんは両親のベッドでふたりの間に寝かされていた。広いダブルベッドの真ん中に眠る習慣は、親から愛されていることの証拠だと信じさせられていたが、実際は父親からふくらみ始めた乳房をいじられることもあった。思い返せば不思議な気持ちになるが、当時はそれが当たり前と思っていた。母によって父からの防波堤に使われていたのだと、最近やっと気づいた。

高校に入ってからは、さすがに自分の部屋を与えられたが、母親の気分しだいで、買い物や話し相手に深夜までつきあわされるのだった。大学はDさんの志望学部は許可されず、診療所の経理を任せるために商学部に行かされそうになった。それだけはいやだと生まれて初めてDさんは自己主張をして、法学部に進学した。

結婚も母親の知人の紹介で見合いをし、3人の子どもをもうけた。父は、ふたり目の孫が誕生するのを見ずに脳梗塞で急死した。ひとりになった母は日増しに元気になるようで、着る洋服もどんどん派手になった。オペラ鑑賞の際は、カルメン調の深紅のロングドレスといった具合に。80歳を過ぎた今も元気で、年に2回は豪勢な海外旅行を繰り返している。父の遺産で、母はDさんの家から歩いて3分のところに家を建ててひとりで住んでいる。彼女の日課は、犬の散歩の途中で母の家に立ち寄り、掃除などの家事を済ませることだ。休日には母親を招待して一家でもてなすようにしている。そうしないと、いつ母親が「ママが冷たい」と言って責めるかわからないからだ。3人の子どもは、Dさんをママと呼ばない。その呼称で母を呼ぶことは祖母にしか許されていないことを、幼少時から知っているからだ。

Dさんには中学入学と同時に、摂食障害の一種であるチューイング（食べ物を嚙《か》んで吐き出す）の習慣が始まった。日常生活がそれによって脅かされることはなかったし、むしろDさんにとってそれはひそかな楽しみだった。50歳を過ぎようとする現在まで続いているが、母親はDさんの摂食障害など知るはずもない。時にDさんが過労で倒れると、おろおろして一切寄りつかなくなる。それどころか突然携帯に電話をしてきて、どうしてそんな無理をするのかと叱責するのだ。元気が回復したころを見はからって「ママにプレゼントを買ってきたの」と明るい顔でケーキを買ってくる。それもDさんが食べられないチーズケーキを。

偽装された関係

Dさんの母は特殊ではなく、類似の例を書けばきりがないほどだ。いくつかのバリエーションはあるが、夫に苦労した母ほど無邪気なまでに娘を保護者の立場へと追いやる。「ママ」という呼称は、母親のあまりにわかりやすい位置取りの表現だ。

おそらく、DV（ドメスティック・バイオレンス）という言葉もない時代に、夫の暴力と浮気の日常に対処するひとつの方法は、夫を「大きな息子」として子ども扱いすることだった。過去形で書いたが、現在でもカウンセリングにやってくる女性たちの多くが、夫の行状（暴力、浪費、浮気など）を耐えてやり過ごすために「夫を3番目の息子と思うことにしました」「男の人って、なんて幼稚なんでしょうね」と、夫を子どもの位置に、自分を母親の位置に立たせる。近代文学の登場人物の男性像が、多く「頑是無《がんぜな》い子ども」として描かれていることとそれは無関係ではないだろう。日本では、男性（父）の「子どもの座の占有」は、広く社会的に容認されている。結婚した多くの女性も、不承不承それに慣らされていく。

妻たちは夫の母にさせられると同時に、子どもの母でもあると信じられてきたが、それはどうも嘘かもしれない。そんな「母」などいるだろうか。リリー・フランキーの『東京タワー―オカンとボクと、時々、オトン―』に登場する母は、作者によって聖化されているとしか思えない。

彼女たちは、夫婦関係を母子関係に擬す（夫は大きな子ども）いっぽうで、母子関係を逆転させて、自分を子どもの位置に置く（娘を母に仕立てる）。夫に吸い尽くされたケアを、子どもから取り戻そうとするかのように母は娘からケアを貪《むさぼ》る。Dさんの母は、「ママ」に愚痴を聞いてもらい、慰めてもらい、身辺を整えてもらうことで満たされていた。子どもからの無償のケアを吸い尽くしたといってもいい。世間的には立派な母でいながら、実際の関係では娘を保護者に仕立てること、これを関係の偽装と呼ぼう。

権力の強大さは子＞母＞父の順に序列化されているが、役割の偽装は子＞母＞その母と序列化される。注目すべきは、偽装の中に父が不在であることだ。これを仕組み、操作するのは中心にいる母だ。子どもの役割をとる、つまり子どもの座を占めれば、多くの権利が保障されることから、偽装が生まれる。たとえば保護されケアされる権利だ。そしてDさんの母のように、「ママ、ごめんね」と擦り寄る、無邪気さを装ったイノセンスを承認される権利だ。もちろん、夫である男性は、アルコール依存症の例を見るまでもなく、好き放題のかぎりを尽くした後で「ボクちゃんが悪かった、ママ、許して」とばかりに妻に対してずっとイノセンスの承認を迫ってきた。

子どもの座を奪った母は、それによってこうむるデメリットは巧妙に避ける。都合の悪いときは親の顔をし、娘を子どもとして叱責することはいうまでもない。Dさんの母のように子どもっぽく保護されるひともいれば、もっとマゾヒスティックに保護を要求する母もいる。先に述べた山村賢明による分類の①「苦労する母」とつながっている。

苦しんできたことをことさら娘に訴え、罪責感を抱かせ、結果的に母の保護者になるべきだと自発的に思わせるのだ。報われケアされることのない夫婦関係に代わって、ケアと保護を娘から奪取する。不幸を見せつける度合いに比例して娘からのケアが強化されるので、不幸が増せば増すほど保護されることになる。

いわば失うものがないほどの弱者に残された、たったひとつの生き延びる戦略として、娘を保護者に仕立てるという偽装が行われる。

彼女たちは、自覚的戦略として偽装を行っているのだろうか。長じたDさんは、一度だけ母親にそのことを詰問した。母親は心からびっくりした顔をして、こう言った。

「ママの考え方はゆがんでるわよ、物事をそんなに悪意に取るようになったのも、結婚相手のせいじゃないの？」と。

その後二度とDさんは、その話題を母親に対して口にすることはなかった。

黄色いインコ

母たちによる偽装は、おそらくひとつのサバイバルとして行われている。生き残りの戦略は、しばしば無意識的であり自覚されることはない。だからといって、それが正当化されるのだろうか。生き残りのために他者を強制し苦しめることなど、私たちに許されてはいないと思う。

母親たちの無自覚さは、相手が自分の子どもだから生まれる。自分の生んだ子どもだから、何をしても許される。なぜなら、この子は私がいないと生きていけないだろうから。親である自分が絶対的権力を握っている確信があるから、彼女たちは子どもを保護者とし、ケアを（それも自発的に）供給するように無自覚に強要する。

子どもである夫と母としての妻という構図は、アルコール依存症の夫婦を例にするとよく見える。妻たちが、アルコール依存症の夫をケアし保護することで、却って夫の回復を阻害してしまうこと、これがそもそもの共依存の語源だった。夫をケアし保護することが、まるで夫に依存しているかのように見えたので、嗜癖《しへき》者に依存する「共依存」と命名されたのだ。彼女たちは果たして夫に依存していたのだろうか。むしろ、彼女たちは夫に依存しているというより、夫をケアし支配する快感を得、子どもも扱いすることで所有欲を満たしていたのではないだろうか。

では、子どもになった母と保護者にさせられた娘の関係はどうだろう。保護者にさせられた娘に、果たして快感と満足感は生じているのだろうか。

Dさんは、摂食障害の症状を抱えて思春期以降を生きてきた。それが彼女にとって唯一の母に対する抵抗、母からの耐えざるケア要求に対抗するアジール（聖域）だったことを、50歳を過ぎてカウンセリングにやってくることで自覚した。自室やトイレの中で、こっそりお菓子や食パンを食べては噛んで吐き出し、ビニール袋に食べかすを入れてこっそり捨てること。秘された、どこかグロテスクで物悲しい習慣だけが、彼女を救った。

では、子ども時代のDさんは、誰からケアされ保護されたのだろう。私からのこの質問に、しばし沈黙した後、Dさんは遠い目をして答えた、「インコですかねえ」。父親の趣味で、居間に続く廊下には、黄色のインコが飼われていた。インコはすこし言葉をおぼえていたので、いつもひとりになるとインコと話をしていたのだ、という。

共依存という言葉をめぐって

Dさんとその母親のふたりは、しかし離れることはないだろう。その関係を共依存と呼ぶのだろうか。

共依存という語はもともと草の根的に生まれたために、曖昧《あいまい》に用いられてきた。1970年代後半からさまざまに論じられてきたが、しだいに概念の拡散化が見られるようになった。社会学者清水新二らはそれを3つに区分している。[注2] ①個人の病理として、②家族システムの中での疾患のプロセスとして、③文化的・社会的環境に起因するものとして、である。ここまで私が述べてきた視点は、どちらかといえば③の文化社会的環境の視座に拠《よ》っている。もともと私のカウンセリングは、医療モデルに立ってはいないし、問題を個人の病理に帰す立場でもない。たとえば、第一章で紹介したウィットフィールドの「自己喪失の病」（１９８９）という定義に見られるような、無前提な「自己」という言葉の使用にも同意できないものを感じている。

共依存という言葉が生まれた70年代末といえば、ベトナム戦争の戦後処理がアメリカ経済を逼迫《ひっぱく》させていた時代だ。80年にはアメリカ精神医学会（ＡＰＡ）による『精神障害の診断・統計マニュアル』第３版ＤＳＭ－Ⅲが作成され、アメリカにおける精神医学の方向が大きく転換したことも特記すべきだろう。レーガン大統領による経済政策・レーガノミックスが「小さな政府」と「強いアメリカ」を打ち出した時代とも重なる。この時代に強調されたのが、インディペンデントな個人の努力だった。大々的な構造改革とともに負の言葉（病理）として共依存という語が広がったことは、独立と個人主義の強調（依存の忌避）を背景としている。

日本で共依存という言葉がインターネットの世界でいっせいに流通し始めた２００４年は、まさに小泉首相の構造改革を時代背景としている。成果が上がらないのは個人の努力が足りないからだ、結果は自己責任に帰すという日本社会の変化と、共依存を負のネーミングとする風潮は、アメリカと同様に重なっているだろう。

近代家族の負の遺産

本書でさまざまな角度から検証してきた共依存だが、改めて強調したいことがある。共依存は依存ではなく支配なのだ、と。なぜなら、依存することは負の関係ではないからだ。巧みに他者に依存し、他者からの依存を受け入れることで、私たちは家族関係や友人関係をより豊かに生きていくことができるだろう。同じ平面に立って他者にもたれかかることは楽なことだし、もたれかかられてそれが重ければ、そう伝えてそっとそこから外れればいい。共に依存することは、少しも責められることではない。

しかし、本書に登場するさまざまな人たちとその関係性は、依存と名づけるにふさわしかっただろうか。もたれかかり頼ったりする、そんなやわな関係ではなく、目をこらしてみれば、奪い奪われるような、生存をかけた関係性に満ちていた。腕力に任せて殴ったり、大声で怒鳴り強制するといった行為ではなく、もっとひそかに、やさしげで、それでいて狡猾な駆け引きが渦巻いていた。それは依存ではなく、支配と名づけるしかない関係性だった。私は、カウンセリングの経験の積み重ねを生かして、これまで隠蔽《いんぺい》されてきた、それどころかケアや愛情という美名のもとに称揚されてきた微細な支配を、できるだけ具体的に描き出そうと努めてきた。共依存というわかりやすそうでどこかチープな言葉こそが、実は支配という概念の内包をさらに豊かにしてくれるだろうことを信じて。

もともとアルコール依存症者の妻である女性に対する命名だっただけあって、今でも共依存は女性の病理と言ってはばからない専門家もいる。しかし通読されておわかりのように、男性も同様に、企業や家庭や地域において、微細な上下関係や支配関係を泳ぐ技術なくして生き残れない社会になっている。共依存という支配は、その中を生き延びていくための有効なスキルの集積でもある。弱者のふりをして支配をする、相手を弱者化することで依存させて支配者となる、相手を保護者に仕立ててケアを引き出す、などなど。隠微でどこか卑怯な香りのする支配を、私は好んでいるわけではない。しかし、生き残っていくためには、時としてそんなスキルを用いるしかないときもあるだろう。お読みになった方が、他者を支配する術のヒントを得られたとしても、それを責めることはできないが、むしろ、支配から脱するために、支配しない・されない地平を希求するために、役に立てていただきたいと思う。美名の陰に隠れた支配を明らかにすることで、共依存という言葉にまつわる紛らわしさが少なくなれば幸いだ。

そして、少しだけ残念なことは、女性のほうがそんなスキルに長《た》けているということとだ。それは、彼女たちが明治以来の１００年を超える近代家族を生き延びたことでもたらされた、負の遺産なのかもしれない。

注と参考文献

第一章

注1　1989年11月末、東京都医学総合研究所（2023年現在）主催の「アルコール依存症と家族」をテーマとする国際シンポジウムが東京で開催された。それに合わせて『私は親のようにならない―嗜癖問題とその子どもたちへの影響―』（クラウディア・ブラック、斎藤学監訳、誠信書房、改訂版、2004）が出版された。これが日本で最初のAC本である。私も訳者のひとりであった。このシンポジウムをきっかけにアダルト・チルドレンと共依存という概念が日本に導入された。

注2　『アダルトチルドレンと共依存』（緒方明、誠信書房、1996）は精神科医の立場からこのふたつの言葉を客観的科学的に定義しようとした書である。この本の中では、伝統的な精神医学での〈診断〉は「個人」に対して行われるものなので、アダルト・チルドレンは「個人病理」として〈診断〉されうるが、共依存は「関係性の病理」なので〈診断〉の対象になりにくいとされている。文献的にも精査されている書である。

注3 『アディクションと家族』2005年11月号に私と斎藤学《さとる》（家族機能研究所代表）、野口裕二（東京学芸大学教授）の鼎談が掲載された。テーマは「この10年を振り返る〜AC・共依存・性虐待の記憶をめぐる議論とバッシング」である。

注4 たとえば『共依存症―いつも他人に振りまわされる人たち―』（メロディ・ビーティ、村山久美子訳、講談社、1999）が挙げられる。ちなみに私は本書の書評を書いた。

『親密性の変容―近代社会におけるセクシュアリティ、愛情、エロティシズム―』（アンソニー・ギデンズ、松尾精文・松川昭子訳、而立書房、1995）は、社会学的に共依存について述べられている。

注5 たとえば東京大学東洋文化研究所の安冨歩教授（東洋史、複雑系科学）の研究テーマは「共依存的生滅の論理を探る」というものである。

注6 ジャクソン（Jackson, J. K.）の7段階説は1954年にアルコール依存症の夫をもつ妻の態度の変化は夫の飲酒状態の推移と関係があることを明らかにした。

注7　『アダルト・チルドレン―アルコール問題家族で育った子供たち―』（ジャネット・G・ウォイティッツ、斎藤学監訳・白根伊登恵訳、金剛出版、1997）において、著者は自身がアダルト・チルドレンと命名したと述べている。

注8　A・W・シェフ『嗜癖する社会』斎藤学訳、誠信書房、1993

注9　この言葉は『当事者主権』（上野千鶴子・中西正司、岩波新書、2003）によってヒントを得た。

注10　精神分析の対象関係論学派のうち独立学派といわれるW・フェアバーンやD・ウィニコットが用いた。この用語は今やネット上でも、等身大の自己を実現させるための克服すべき段階をさす言葉として定着した感がある。

注11　ウィットフィールド（Whitfield, C. L.）の言葉である。彼は1989年に15項目にわたる共依存の展開プロセスをまとめている。

注12　ナラティヴ・セラピーについては野口裕二の『ナラティヴの臨床社会学』（勁

草書房、2005）が詳しい。また同じ著者による『アルコホリズムの社会学―アディクションと近代―』（日本評論社、1996）からは、私がアルコール依存症について考える上での大きなヒントを与えられている。

注13　主体、自己決定についてのヒントは『「不自由」論―「何でも自己決定」の限界―』（仲正昌樹、ちくま新書、2003）から得ることが多かった。

以上の他、『共同性の現代哲学―心から社会へ―』（中山康雄、勁草書房、2004）からさまざまな志向性についてのヒントを与えられた。また『共依存―自己喪失の病―』（吉岡隆編、中央法規出版、2000）は私も分担執筆している。

第二章

注1　システム論的家族療法の源流のひとつは人類学者のグレゴリー・ベイトソンに求められる。彼によれば「システム内部においてはすべての要素が互いに関係し合い、影響を与え合いながら存続しており、ある要素がこうむった変化の原因＝責任を他の特定の要素に単一的・排他的に帰することはできない」とされる。この認識論がいわゆるミラノ学派と呼ばれる独特の家族療法の技法を成立させた。因果関係は常に循環的あるいは相互的であり、直線的、一方的な関係ではないとされる。治療においては

家族における悪循環を発見し、それを断つことで変化がもたらされると考えられた。

注2　上野千鶴子の「ケアの社会学―序章　ケアとは何か―」（『ａｔ・クォータリー［あっと］』1号、太田出版、２００５）によれば、ケアの権利は次の4つの権利の集合から成るとされる。①ケアする権利、②ケアされる権利、③ケアすることを強制されない権利、④ケアされることを強制されない権利。これら4つの権利のうち、③ケアすることを強制されない権利が本稿の大きなヒントになっている。もとより私は女性は「ケアする性」であると見なされることを上野の言うようにジェンダーイデオロギーであるととらえている。日常のカウンセリングで出会う中高年の女性たちの苦悩の多くはこのイデオロギーを内面化させられたことによって発生している。本稿ではケアとは対象の多くを依存化させること、強制されたケア行為は裏側に忍耐というきわめて日本的な価値（それも女性により多く期待される）をはらんでいることを明らかにすることが意図されている。④ケアされることを強制されない権利については第三章で述べる。

注3　家族療法において権力という問題をどう扱うかについては、浅野智彦が「家族療法における権力問題」（『東京学芸大学紀要』第3部門、社会科学　47号、

1996）において述べている。それによれば、社会学が権力という概念を日常の抑圧的経験に基づいて広く用いてきたのに対して、家族療法ではまず権力という概念を前述のベイトソンの循環的相互的認識論に立脚することで否定した上でスタートした。その後1980年代の理論的変動を経て、90年代からは、リン・ホフマンの指摘する3つの潮流、すなわち社会的構成主義とセカンド・オーダー・サイバネティクスとフェミニズムの三者の間で、権力をめぐる論争が展開されているとされる（リン・ホフマン「家族療法のための再帰的視点」『ナラティヴ・セラピー――社会構成主義の実践――』S・マクナミー、K・J・ガーゲン編、野口裕二・野村直樹訳、金剛出版、1997、所収）。システム論的家族療法への批判はDVに見られるような明らかな非対称的関係が、円環的理論においてはゲームを補足し合っている関係と見なされてしまう危険性に対してであった。近年のDVの被害者援助においても、夫婦療法や家族療法の実施に関しては慎重さが求められている。加害者・被害者という視点を家族内にもち込むことによって、従来の心理療法は何を目的にするかを問われることになるだろう。

・浅野智彦「家族療法の物語論的転回　その社会学的含意について」『東京学芸大学紀要』第3部門、社会科学　46号、1995

・野口裕二『物語としてのケア――ナラティヴ・アプローチの世界へ――』医学書院、

2002
・信田さよ子『アディクションアプローチ―もうひとつの家族援助論―』医学書院、1999
・Katz, J., "Relationship Violence Treatment Program", 2005, British Columbia:Ministry of Attorney General.

第三章

注1　アルコール依存症（ア症と略す）に関する1984年の日米共同調査によれば久里浜式アルコール症スクリーニングテスト（KAST）によってア症と推定された数は340万人だった。その約20年後2003年の厚生労働省の研究調査結果によれば450万人と大幅に増加している。男女比は1984年には約10対1だったものが、2003年には、女性のア症の割合が増加している。

注2　信田さよ子『依存症』文春新書、2000

注3　黒澤亜里子『女の首―逆光の「智恵子抄」―』（ドメス出版、1985）は同様の関係性を高村光太郎に見てとっている。

第五章

注1　信田さよ子「ヨン様は日本の家族の救世主だ」『論座』朝日新聞社、2005、4月号

注2　毛利嘉孝編『日式韓流―「冬のソナタ」と日韓大衆文化の現在―』せりか書房、2004
林香里『「冬ソナ」にハマった私たち―純愛、涙、マスコミ……そして韓国―』文春新書、2005

注3　エリオット・フリードソン『医療と専門家支配』進藤雄三・宝月誠訳、恒星社厚生閣、1992

第七章

注　1973年スウェーデンのストックホルムで起きた銀行強盗事件において、人質の中には、犯人に同情的な証言をしたり、のちに犯人と結婚する者まで現れた。このように犯罪被害者が犯罪者と一時的に非日常的体験をともにすることで、過度の同情

や好感などを抱くようになることをいう。

映画「嫌われ松子の一生」では、龍洋一が偽証したことが松子の転落のきっかけになっている。その時点で明らかに洋一は松子にとって加害者であり、偽証していることは松子と洋一、ふたりだけの秘密である。この2点から龍洋一と松子の関係はストックホルム症候群に通じるものがある。

第九章

注1　山村賢明『日本人と母』東洋館出版社、1971

注2　清水新二編『共依存とアディクション―心理・家族・社会―』培風館、2001

〔付記〕本文中で紹介した映画や書籍は、巻末では改めて挙げなかったことをお断りしておく。

あとがき

少しずつ書いてきた文章がこのように単行本になるまでに3年半を要した。その間に日本の社会では女性をめぐるさまざまなできごとが生起《せいき》した。サブカル的には、2003年をピークとした「冬のソナタ」をはじめとする韓流ドラマのブーム、甲子園の歴史的名試合と呼ばれる決勝戦を戦った斎藤佑樹投手の人気を嚆矢《こうし》とする王子ブームなどがあり、それらは中高年女性によって支えられたひとつの社会現象として記憶された。また昨年はアラフォーが流行語になったように、負け犬世代と呼ばれた40歳前後の女性たちが注目されることになった。還暦を過ぎた私に引きつけて言えば、アラウンド還暦（アラカン）・ポスト還暦（ポスカン）の女性たちももっと注目されていいだろう。

ある集まりで偶然隣り合わせた顔見知りのアラフォー女性が言った。「信田さん、ねえ、年取るってどんなこと？　60歳過ぎてみてどう？」と。いかにも仕事ができそうなその雰囲気は「私、がんばって依存しないで生きてきたんです」と訴えかけているようだった。でもすがるような目つきは、彼女がとてつもない不安に襲われていることを如実に表していた。ああ、私たちは彼女たちにとって望むと望まざるとにかかわらず同じ女性として人生の先達なのだ、そして、その立場から降りることはできないのだ、と思った。あまりの真剣さに言葉を失ってしまった私は、彼女になんと答えたか覚えていない。どのような言葉を投げかければ、彼女は少しはほっとして楽になれたのだろうか。

そんなとき、したり顔で「自立した生き方をしてれば、老いなんて怖くないわよ」「自分の人生に責任をもちなさい」などとアドバイスする女性は多いが、私は口が裂けてもそんなことは言えない。あの不安の最大の構成要素は「自立的であれ、依存的になるな」という呪縛ではないだろうか。いつから依存は悪になったのだろうと思うほど、それは強烈なものである。本書のメッセージのひとつは「依存は悪ではない、鍵を握るのは依存させる人だ」にある。依存は対象になる人がいて初めて成立するからだ。「はじめに」で取り上げた抱え込みも、依存させることにつながるだろう。依存の受けとめ方は、親子・夫婦の最大の課題である。冷たく放り出すのでもなく、抱え込むのでもない。そのいずれでもない家族のあり方を考えるときに、共依存という言葉は大きなヒントを与えてくれるだろう。

誰にとっても先の見えない今、日常の人間関係や家族における親密でもっとも大切なひととの関係を再度見つめること。そこには微細でありながら遍在している小さな権力と支配が見て取れるだろう。使い古された常套句（愛情、ケア、奉仕、世話……）によって不可視にされてきた侵入や簒奪《さんだつ》があちらこちらに発見できるはずだ。共依存という言葉はそれを見抜くために必要とされる。私たちを取り巻く関係をリアルに認知するのに欠かすことができないだろう。利他的であるという自己満足の底にひそむ途方もない利己的欲望を、これほど明確に名づける言葉はなかったと思う。あまりにありふれているからこそわかりにくいと思える共依存について、本書では多くの側面から光を当ててみた。これもひとえに、お読みになった方たちが日常生活で感じていることと重なるように期待してのことである。

さて、「はじめに」で述べたように果たして本書が読者の皆様にとって共依存の謎解きになっているだろうか。誰かのために、という他者に対する美しく、そしてやさしさに満ちた行為を、しばしの間でいい、振り返ってみていただきたい。他者から依存されることの満足感をどれだけ自覚しているかを、改めて自分に問いかけてみていただきたい。本書が家族の現在や未来についてのヒントになり、そしてより「生きやすい」道への一歩になれば幸いだ。多くのひとが、ご自分の経験に照らし合わせて理解してくださることを願っている。

本書は「小説トリッパー」（朝日新聞出版）に連載した内容を加筆修正したものであるが、連載開始から単行本化まで、何度も疑問を投げかけてテーマを明確にしてくださったのは朝日新聞出版の矢坂美紀子さんである。彼女の存在がなければ、短期決戦型の私はここまで漕ぎつけることができなかっただろう。心よりの感謝を伝えたい。

ありがとうございました。

梅の香りがほのかに漂う早暁に

２００９年３月　　信田さよ子

文庫版のためのあとがき

これまでの人生において、人間関係に悩まされたことのないひとはいないだろう。それと同様、家族の関係に深く考え込んだことのないひともいないのではないだろうか。共依存という言葉は、私たちが避けてとおれない人間関係、何より家族関係について困ったとき、解決のためのヒントを与えてくれる言葉だ。

なぜ不幸になるとわかっていながら別れられないのか、母親の愛情をどうして苦しく感じてしまうのか、困っているひとをみるとむしょうに世話が焼きたくなってしまうのはなぜだろう……これら一筋縄ではいかない問いについて、明快に答えることは難しい。あなたが自立してないからでしょう、あなたの自己肯定感が足りないからです、もっと心を広くもって成長しましょう、といった回答はほとんど意味がない。人間関係や家族関係は、もっと入り組んでいて、割り切れず、複雑だ。たとえれば、掛け算や引き算ではなく3次方程式や微分積分といった応用問題なのである。それを解くために、もっとも使いでのある言葉が「共依存」なのだ。この言葉がどれほど解決に役立つかについては、本文を読んでもらいたい。

共依存は単なる心理学用語でもなく、アルコール依存症の家族に限定される言葉でもない。それは、このところ社会学や文学作品の中にも登場する回数が増えたことからも明らかである。2011年3月11日に起きた東日本大震災の後、特にそのような機会が増えたような気がする。まるで主役の座に躍り出たかのような「絆」、そして家族をつなぐ「愛情」、高齢者介護のキーワードである「ケア」、これらの疑いようのない価値に満ちた言葉の数々が、マスメディアを通して氾濫している。そのぶんだけ、共依存という言葉が必要とされるようになったのだ。私たちは人間関係について、多くの応用問題をつきつけられているのだ。

もともとの連載は2005年から始まっているが、2009年に単行本として世に問われることで、多くの苦しんでいるひとたちに読まれてきた。問題の渦中にあって混乱し、方向が見えないひとたちの共感を呼んできたとすれば、何よりうれしいことである。

それから約3年が過ぎているが、内容はほとんど当時のままの記述である。数々の映画や韓国ドラマ、そして文学作品などを例にとっているのは、できる限り伝わりやすいようにするためであるが、それらの作品も2005年当時のままにしてあることもお断りしておく。すべては全体の構成を崩さないためであることをご理解いただきたい。

カウンセリングを実施しながら、共依存という言葉を口にしない日はないし、来談する皆さんにとっても身近なものであろう。それでも、思いもかけないところで共依存という言葉が活用されているのを発見すると、なんだかうれしいような恥ずかしいような気になるのはなぜだろう。このたび文庫化されることによってこの言葉がさらに多くのひとたちに届き、うれしく時には恥ずかしく感じる機会が増えるとしたら、著者としてこの上ない幸せなことである。

2012年3月　　　信田さよ子

新装版のためのあとがき

このようにしてあとがきを書くのは三度目になる。

振り返ってみれば、2005年から「小説トリッパー」で連載を開始し、それが単行本になったのが2009年、文庫化されたのが2012年だった。それから11年を経て、このたびその文庫の新装版が出版されることになった。

「共依存」という一つの言葉をめぐる私の考察が、雑誌連載・単行本・文庫と装いを変えながら18年間にもわたる長い歳月を生き延びて来られたことを心よりうれしく思う。これもひとえに多くの読者のみなさまにお手にとって読んでいただいたお陰だと考えている。

改めて読み返してみると、2005年の時点で私が共依存について書かなければと思った動機はそれほど的外れではなかったことがわかる。

一番大きかったのは、この言葉を「病気」「病《やまい》」「病理」としてとらえさせてなるものか！　という憤りだった。なんでもかんでも病気にしてしまえば、こんな簡単なことはない。それまでも多くの流行語が新しい「病気」として登場し、消費され、使い古されて消えていった。そんな言葉にしてはいけない、そう思ったのだった。共依存とは病ではなく、日常生活のどこにでもころがっていそうな依存と支配の関係を指しているからだ。

そしてなにより共依存という言葉は、誰かにとってかけがえのない存在になることの快楽は、支配の快楽と同じだということを明らかにしたのである。

それは近年「ケア」をめぐる言説が、新しい視点からケアをとらえなおすようになっていることと、どこかつながっている。

ケアする存在が不当に軽視されていたからこそ、ケアすることでサバイバルする人たちが生まれた。共依存はケアが生み出す暗黒面と隣り合わせなのである。

本書は、しつこいほどその暗黒面を描き出そうとしている。

愛すること、ケアすることの暗黒面は長年のテーマとしてきた「母と娘」問題にとって欠かすことのできない視点でもある。共依存についての考察がなければ、私は「母と娘」というテーマにおける、グロテスクなまでの母の支配について、精緻に書くことができなかっただろう。

ジェンダー的視点から見れば、本書第三章でとりあげた「ケアする男たち」の怖さに注目していただきたい。昨今の「イクメン」「家事を分担するやさしい男たち」の危険性をとりあげた初めての本ではないだろうか。

コロナ禍がようやく収束しようとしている今、これからの生き方や家族を考えるとき、本書は新しい視点を提供しているという確信を深めている。

新装なった本書が、さらに多くの皆様に読んでいただけることを望んでいます。

朝日新聞出版の矢坂美紀子さんには、18年の長きにわたってずっと本書とともに歩んでいただきました。感謝に堪えません。

葉桜の隙間から蒼天をのぞみつつ

２０２３年４月

信田さよ子

解説

共依存概念がケアを斬る

熊谷晋一郎

1. なぜ親切が鬱陶しいのか

親切でいい人なのに、なんだか鬱陶《うっとう》しい。自分のことを大切に思ってくれているのは十分に伝わってくるのに、なんだかイライラする。でも、いつもみたいに親切にしてくれないと、それはそれで腹が立つ。そして、そんな鬱陶しさやイライラを感じてしまう自分が、なんだかだめな人間に思えてしまう……。

多くの人には、このような経験が一度や二度はあるだろう。例えば、口うるさく世話を焼く母親に対して冷たい態度をとったり、尽くしてくれる恋人のことが重たくなって別れ話を切り出したりという経験は、ドラマの典型的なシナリオになるほどにありふれたものだ。

それにしても、他人に親切にしてもらっているのに、感謝の気持ちが湧くどころか、イライラしてしまうのはなぜなのだろう。本当に、イライラしてしまう側が問題を持っているのだろうか。このイライラに正当性はないのだろうか。本書は「共依存」という概念を用いて、このような問いについて明晰な説明を与えてくれる。

とりわけ本書の画期的なところは、「ケア」と「権力」という二つの概念を基軸にして、共依存を解釈した点にあるといえる。

2．ケアと権力

出産時のトラブルによって脳性まひという障害を負っている私にとって、ケアを巡る支配や依存の問題は、物心ついたころから重大な関心事だった。首から下が思うように動かせず、現在は電動車いすに乗って生活をしている私は、入浴、着替え、家事など、身の回りのことのほとんどについて他者からのケアなしには暮らしていかれない状況にある。

多くの人は、「健常者は特別なケアがなくても自立して生きていかれる強者であり、障害者は特別なケアに依存しなくては生きることがままならない弱者である」とみなす。そして「自立」と「依存」が対義語であるかのようにとらえがちだ。しかし実際は障害のあるなしにかかわらず、私たちの生活は常に膨大なケアに依存することで可能になっている。健常者とは決してケアなしで自立できる存在などではなく、すでに物的・人的環境によって十分にケアを受け、依存できている存在なのであり、いっぽう障害者とは、いまだ十分にケアを受けておらず、周囲に依存できていない存在だといえる。

周囲の物的・人的環境からのケアの調達を可能にする資源（手段や持ち物）には、相手に無理矢理いうことをきかせる「腕力の強さ」、社会規範によって与えられるケアを受けて当然とする「地位や役割」、ケアと交換できる「能力や財力」、世界や社会の仕組みに関する「知識」やそれを使いこなす「リテラシー」、ケアをしたくなるようなチャーミングな「容姿」、既存の道具・建築物のデザインにフィットした「身体特性」、地縁・血縁・選択縁といった「頼りにできる人とのつながり」など、いろいろある。ある人は、これらの資源に恵まれることによって、限られたモノや他者のみに依存することなく、ケアの調達ルートを分散させることができる。それによって、「このルートがだめなら別のルートに切り替える」というように、安定したケアが保障される。だが、このような資源に恵まれない人の場合、一部のルートに依存度が集中してしまうため、「このルートがだめだと生きていかれない」と生活を脅かされ続けることになる。

そこに存在しているのは、自立と依存の二項対立ではなく、依存度の分散と集中、もしくはケア調達資源の豊富さと貧弱さ、という対立だ。そしてこの、「周囲からケアを調達できる資源」や「ケア調達ルートの分散度」に恵まれている人こそが、権力の持ち主だといえるだろう。

3. ケア供給の独占による支配

いっぽう共依存とは、「ケアの与え手が、受け手のケア調達ルートを独占することによって、受け手を支配すること」であるといえる。本書を読めば、冒頭に述べたイライラは、「ケアを独占されることによって相手に支配されること」への正当な危機意識と解釈しなおすことができるだろう。

共依存という言葉は、もともとアルコール依存症の夫を抱える妻の行動パターンを記述するために生まれた。「妻がケアの独占状態から降りることこそが、夫の回復につながる」という臨床の知が、この言葉には凝縮されている。

しかし、筆者はこのような従来の共依存概念を、「夫と妻との関係性が対等であることを前提にしていた」（56ページ）として批判する。さらに、周囲からは称賛されがちな「アルコール依存症の妻を手厚くケアする夫」の姿を、優れた直観力と背筋が凍るほどの冷静な筆致《ひっち》で描き出すことで、依存症臨床の中でさえ見逃されがちな夫婦の間にある非対称な権力構造を暴き出すくだりは、圧巻だ。

アルコール依存症の夫をケアする妻が半ば批判的に共依存というレッテルを張られるのに対して、アルコール依存症の妻をケアする夫が共依存と呼ばれにくいのはなぜだろう。そこには、依存症の臨床家ですら内面化している、女性蔑視の意識があるのではないかという筆者の指摘は鋭い。

事実、ケアする夫とケアされる妻との、支配-依存の非対称性は、圧倒的である。ケアする夫は「男なのにケアして立派だ」と尊敬され、ケアされる妻は「女なのにケアされて問題だ」と軽蔑される。著者は、共依存の恐ろしさが最も先鋭化するのは、ケアする妻よりもむしろケアする夫においてであることを指摘している。

4．共依存と障害者の自立生活運動

実は身体障害者の歴史も、共依存との戦いだったといえる。かつて身体障害者は、家族、とりわけ母親からのケアに依存するしかない状況に置かれていた。母親によるケアの独占は、誰しも子供のころには経験するものだろうが、多くの健常児は成長するにつれて母親以外の場所からケアを調達できるようになり、依存度の偏りを小さくしていく。しかし、身体障害を持った子供の場合、この移行がしばしばスムーズにいかない。

障害者へのケア責任が母親に押し付けられる時代背景の中で、母親がケアを独占し、共依存に陥るのはむしろ必然だった。そして、１９７０年代初めにアメリカで始まり、１９８０年代を通じて国際的な広がりを見せた身体障害者による自立生活運動は、それまで家族や施設に独占されていたケアの調達ルートを地域や市場へと開いた。

著者は、共依存という概念が広まった背景に、１９８０年以降の先進国に到来した、規制緩和と民営化という時代の波があるだろうと指摘する。この共依存概念が流布《るふ》するのと時期を同じくして、障害者の自立生活運動が世界中で広まったのは、おそらく偶然ではないだろう。なぜならそれらはどちらも、「ケアの独占を病理とみなし、ケアの自由化を推し進めよう」という時代の機運を追い風としていたからだ。

5. 供給の独占と需要の独占

ケアが一部の供給者に独占されることによって、ケアの受け手が支配される一方で、ケアが一部の消費者に独占されることによって、ケア労働者が支配される場合もある。本書でも記述されている、「妻を脅してケアを調達する夫」や、「娘を脅してケアを調達する母」などは、そのような例である。

これと同じような問題は、障害者ケアの現場でも起きている。２０００年以降、雇用情勢の悪化とともに顕在化してきたのは、「ほかの労働市場では労働力が売れないため、選択の余地なくケア労働に従事することになった人々」が、厳しいケア労働の現場で搾取《さくしゅ》されるという問題である。アルコール依存症の夫が経済的な格差を盾に妻を脅し、ケアを無理強いするのと同じような状況が、障害者とケア労働者との間にも生じうる時代になってきたのである。

ケアの供給独占としての共依存と、ケアの需要独占としての搾取――このどちらにも目配りすることが、今後ますます求められることになるだろう。本書は、親密な人との関係に苦しむ人だけでなく、ケアの現場に携わるすべての人にとって、必読の一冊といえる。

（くまがや しんいちろう／小児科医・東京大学先端科学技術研究センター准教授）

新装版解説

田房永子

親のことが苦しい、私の家族には何か問題があるのではないか——。

そのことに気づき始めた2008年4月、フラフラと新宿・紀伊國屋書店の中を歩いていると、ワゴンに大量に陳列された黄色い本のタイトルに目を奪われた。

『母が重くてたまらない　墓守娘の嘆き』（信田さよ子著、春秋社）

自分の内面がそのまま言葉になって現れていたことが恐ろしかった。

読んでみると、まさに自分の家庭で起きていたそのままが書いてあることに驚いた。

「親にとって都合が悪いことはすべて『お前が悪い』と私のせいにされてきたけど、私は何も悪くなかった」そう思えた。

乾いた体にスポーツドリンクが染み込んでいき、しぼんだ心身が一瞬で回復するような感覚を、信田さんの言葉はいつも与えてくれる。信田さんのスパッとした切れとユーモアのある例えや、難しすぎない耳馴染みのよい表現を追っていくうちに、見慣れた風景を別の角度から見るスキルが身につく。信田さんのそのパワーは圧倒的だ。

それでは「共依存」というキーワードを頭に置きながら、自分の中学生の頃を思い出してみる。

私の母は、元気で明るい人だ。だけど私にとっては、何をしでかすか分からない人。信田さんの表現を借りれば母は「猛獣」で私は「猛獣使い」だ。

自宅の一階で母が家事か何かをしている際、母の脳の中でめぐっている何かが逆鱗に触れるとそれが始まる。ダンダンダン！　と階段を上ってきて、部屋でくつろいでいる私を「お前は何をやってもダメ人間」となじり出す。「お前みたいなだらしなくてどうしようもないヤツは結婚も仕事もできるわけがない」など、中学生にも分かる、簡単に心を潰すことができる決定的なフレーズを、爆撃が落ちたのかと思うくらいの巨大な声量で叫び続ける。

母の罵声が耳に入るだけで、私の全身は勝手にブルブルと震え出す。

「私立中学に通わせてもらってるくせにお前には感謝がない。学費に交通費、どれだけの金を使ってると思ってるんだ」と言われる。母から脅される形で嫌々中学受験をし、母が希望する私立中学に入って〝あげた〟のに、まるで私が望んで受験をさせてもらったかのよう。聞いているこちらの頭がおかしくなりそうで、嫌悪感で全ての毛穴が立ち上がる。言い返したくても中学生の私には言葉がうまく出てこない。

母の言いがかりは続く。

今日こそ煽《あお》りに乗らず無視しようと頑張るが、耐えきれず、とうとう「うるさい！」と叫んでしまう。その時、母の瞳が輝く。

母にとってはここからが「お母さん劇場」の本領発揮だったと思う。

私が叫んでも母は手は出さず「アハハ、ぶわぁ〜か！（バカ）」と煽りながら血走った目を剝《む》いてくる。今思い出すと、呆れて笑ってしまうほどヤバい。

たまりかねた私が母に摑《つか》みかかる。すると母はすかさず「キレて暴力的な娘にやられている被害者」の体勢をとる。

先に絡《から》んできたのは母なのに、なぜか「子どもによる親への家庭内暴力」的なニュアンスが空間に充満していく（親になった今の私は、この「親がけしかけたのに、途中から子が加害者となって親は被害者に入れ替わる空間調整」は親なら容易に可能なことだと知った）。

取っ組み合いの状態になりヒートアップしておさまりがつかなくなると、「もうやめてぇ」と母が私に懇願してくる。中学生の私は一気に罪悪感に包まれた。ここが「お母さん劇場」のクライマックスだ。

ラスト、シュンとなった私に、母は〝一番の目的〟をやっと実行する。

「永子ちゃんのことをね、みんな、みぃんな愛してるのよぉ！　おじいちゃんなんかね、永子ちゃんが生まれた時に毎日顔を見にきてさあ」と母が泣き出すのだった。

母は私が泣くまで言い続け、私が泣き出すと「分かったあ？　分かったならいいのよ。ウンウン」と納得しスッキリした様子で家事に戻っていく。

しかし、これだけでは終わらない。

そのあとも、普段の会話の中で唐突に「エイコちゃんはキレやすいから、結婚できるのかしらね」などと挟んでくる。そう言われると何も言えなくなる。

大人より言語能力が乏しい子どもは「娘が加害者で母は被害者」という構図を言葉で提示されると「自分はとんでもない欠陥を持った人間なんだ」と刷り込まれてしま

う。

その後も長年、あの劇場は母のためのものだったんだ、ということになかなか気づけなかった。

本書141ページにある、「共依存の特徴は、このよりかかる他者が必ず自分より弱者であることだ」という一文は私の心を撃ち抜いた。

やはりあの頃、よりかかられていたのは私だったのだろう。

そして父について言えば、本書でもさまざまなエピソードでくり返し描かれているように、我が家でも不在であった。

同じ家に暮らし、毎日きちんと帰ってくる父は、私と母とほとんどコミュニケーションをとらず、母の劇場にはもちろん介入しない。母と私が私の部屋の前で〝場外乱闘〟していても、その横を父はスーッと通り過ぎ、向かいの自室へ入って行く。

そんな父を、私は良いように解釈していた。「父も母に呆れウンザリしている。露骨に私の味方をすると母をさらに怒らせるから黙ってくれているんだ」と。

高校生になると、いよいよストレスで私は十二指腸潰瘍になるなど、体に不調が表れた。それにも全く無関心だった父に対しても、不信感は持っていなかった。

今思えば母は、そんな父への憤りを抱えていただろうと思う。自分の中にある行き場がなく耐えきれない痛みを、私を使って癒やしていたとしか思えない。

娘である私にとってはド級に有害な出来事を起こして巻き込むことは、母にとって一瞬でも痛みが和らぐ効果があったんだと思う。そう考えると、週に数回ペースで母によって劇場が開幕されていたことと辻褄があう。

母は「エイコちゃんが生まれてどんなにおじいちゃんやおばあちゃん、みんなが喜んだか」という話はしつこいほどにした。しかし「エイコちゃんが生まれて私は本当にうれしかった」という言い方はあまり聞いたことがない、ということに本書を読んで気づいた。母はいつも自分を主語にしていなかった。爆音でヒステリックに自分の主張をしているが、母自身の本心はあまり言っていなかった気がする。

母は、私の誕生を喜びはしたが、その育児の一切の重責を自分の人生と引き換えに負わされた、ということに困惑していたのかもしれない。

今そう思えば納得がいく面もあるものの、その果てしない痛みを癒やすための道具として一人娘の私を必要としていた、ということには改めてとんでもない異常さも感じる。

20代は、私へのズレた執着がパワーアップした母から必死で逃げ、逃げているつもりがいつの間にか戻っていたり、逃げた先にまで母が乗り込んできたりしながら過ごした（詳しくは漫画『しんどい母から逃げる!!』〔小学館〕などの著書に描いた）。

本書の186ページにあるように、「共依存」が「依存ではなく支配」であり、「奪い奪われるような、生存をかけた関係性」なのだとすれば、母はある時は強者、ある時は弱者のフリをして、私を支配していたと言える。

その頃には父は母と同一化していて、母以上に私を叱責するようになっていた。何をしでかすか分からない母の暴走に「やめてくれ」と私が抵抗すると、父が「母はお前のためにしてやっているのに、感謝こそすれその態度はなんだ」と返してくるという具合。私たち家族の問題の一つは、腹を割って話せないことだと思っていたが、父は、私への叱責が「娘と腹を割って話せている」ことだと思っているようだった。

29歳のとき、私は両親から逃げる決意をした。

そこから10年の間、私はとことん両親への恨み、憎しみを持っている自分を許すという作業に明け暮れ、自分自身の回復を待った。ここではその件は省略するが、私としてはとんでもなく苦しい作業だった。

最近は年に数回、父と母と会ったり、メールのやりとりをしたりする機会がある。その中で「母は今ナーバスな状況だ」と父から報告され、同時に「この話はお母さんの前でしないで欲しい」など指示されることがある。

母の、自身の葛藤に他者を巻き込む癖、その処理担当を今は父がやっているということに、44歳の私は非常に感慨深くなる。

私が子どもの頃、父はその担当を絶対にやってくれなかった。全部私が被っていた。40年前からやってくれていたら、どんなに良かっただろう、私と母がどれだけ助かっただろうと、してもしかたない夢想をしてしまう。

今の父を見て「おいおい、昔からやれよ」と頭の中で思ったり、大人の目線から見てもやっぱりあれはおかしかった、ひどかったなぁとのんびりした気持ちでふり返ることで、「本当に本当に本当に大変だったね」と過去の自分をねぎらう。

そういうゆとりのようなものが持てるようになったのは、29歳のあの日、本書の第七章で紹介されている映画『ジョゼと虎と魚たち』の主人公・恒夫のように、私にとって重すぎる関係から逃げることを実行したからかもしれない。

（たぶさ　えいこ／漫画家）

共依存《きょういぞん》
苦《くる》しいけれど、離《はな》れられない　新装版《しんそうばん》
朝日文庫

2023年6月30日　第1刷発行

著　者　信田《のぶた》さよ子《こ》

発行者　宇都宮健太朗
発行所　朝日新聞出版
〒104-8011　東京都中央区築地5-3-2
電話　03-5541-8832（編集）
03-5540-7793（販売）
印刷製本　大日本印刷株式会社

ISBN978-4-02-262078-1
落丁・乱丁の場合は弊社業務部（電話 03-5540-7800）へご連絡ください。
送料弊社負担にてお取り替えいたします。